JN085815

体にいい
煮込み
おかず

齋藤菜々子

主菜になるシンプルレシピ

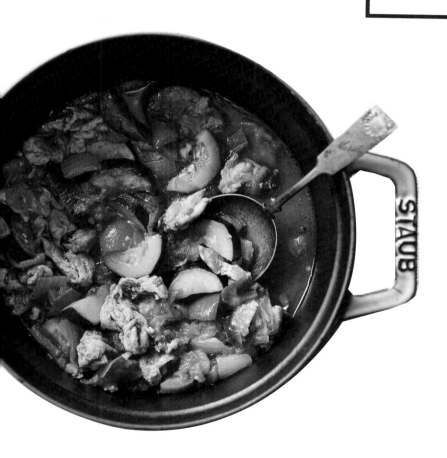

ONE PUBLISHING

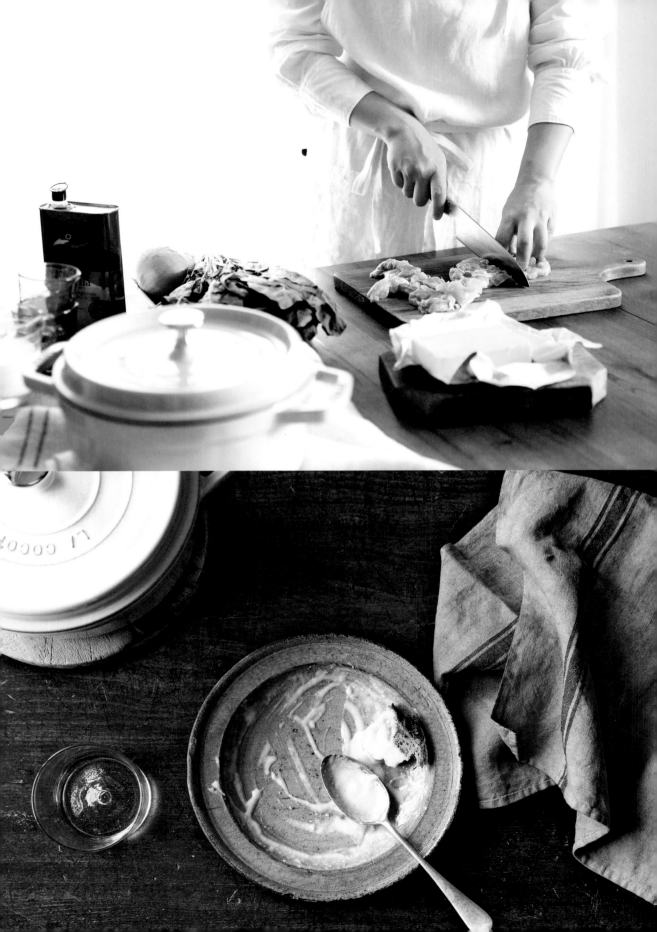

Introduction

　ふとしたときに恋しくなるのが煮込み料理。芯から温まりたいとき、消化がいいものが食べたいとき、栄養をつけたいとき…、そんなときに、ほっと気持ちを満たしてくれる料理です。具材がたっぷりと食べられるだけでなく、素材のうまみが染み出た煮汁やソースで、一品でも満足度が高いのも好きなところです。

　そんな煮込み料理を、あらゆる場面で楽しんでいただけるようにまとめたのがこの本。忙しいとき、ゆっくり料理を楽しみたいとき、それぞれおすすめの煮込み料理を「平日ささっと煮込み」「休日ことこと煮込み」の2章に分けてご紹介しています。

　平日には、野菜をたっぷり使い、煮ることでかさを減らしてしっかり栄養がとれるもの。また、短時間で洗いものも少なく、仕事のあとでも手間をかけずに作れるものを。休日には、塊肉や大きめの具材をじっくりと時間をかけて煮込み、おもてなしにもぴったりの、とっておきのおいしさを堪能できるものを。そのときの気分に合わせて、楽しんでみてください。

　また本書では、ごく身近な食材のみを使っていますが、そんな食材にも、薬膳の観点からみるとさまざまな特徴や効能があります。薬膳の一番の特徴は「予防医学」でもあるということ。「不調を治すことも大事だけど、不調にならないことが何より大切」という考え方です。毎日食べる食事で、小さな不調から防いでいく…。一番身近で確実な、無理のない方法だと思います。

　レシピにある食材の効能メモで、身近な食材の持つ力も知っていただき、ふだんの食事作りに生かしていただけたら嬉しいです。

齋藤菜々子

Part 1　平日ささっと煮込み

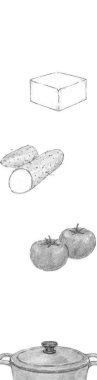

毎日使うものだから、知っておきたい!
調味料の薬膳効能 ···················· 60

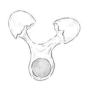

Part 2　休日ことこと煮込み

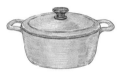

ことこと煮立てて、素材を生かす ▼「煮込み」のこと

煮込み料理は、日々の食事で体をいたわりたいときにおすすめの調理法です。食材を水分と一緒に煮ることで、さまざまな効能の食材をたっぷりと、また栄養を余すところなくとることができます。できたてはもちろん、時間がたっても味がなじんで、さらにおいしくなるものが多いのも嬉しいところ。忙しいときも、ゆっくりと料理を楽しみたいときも、シーンに合わせた煮込み料理を楽しんでください。

この本で使った煮込みの調理器具

煮込み時間が短いレシピに

フッ素樹脂加工のフライパン

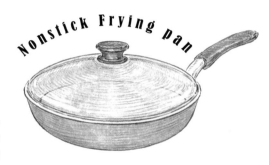
Nonstick Frying pan

2〜3人分、10分ほどの煮込み料理に使うなら、直径26cmのフッ素樹脂加工フライパンがおすすめ。少し深さがあり、ぴったりサイズのふたがあるものを選びます。薄手のものは焦げつきなどに注意して。

しっかりコトコト煮込むなら

厚手のホーロー鍋

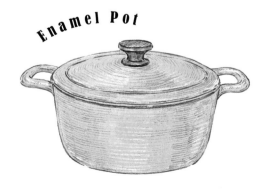
Enamel Pot

じっくり長時間煮込む料理には、厚手のホーロー鍋が向いています。あまり大きいと煮汁に材料が浸からないので、2〜3人分なら20〜22cmサイズがおすすめ。穴のないふたがついたものを選びましょう。

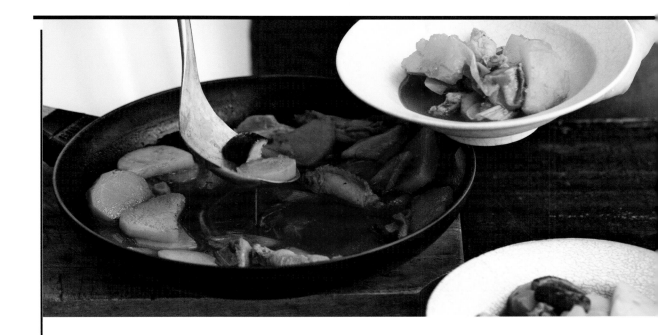

煮込み料理を上手に仕上げる6つのポイント

1. 鍋のサイズに注意

煮込み料理のポイントは、材料がしっかり煮汁に浸かった状態で煮込むこと。鍋やフライパンが大きすぎると、材料が浸からないのでご注意を。この本のレシピなら、26cmのフライパン、20〜22cmサイズの鍋がぴったりです。

2. 火加減は目で見て調整

火加減は実際に目で見て行うことが基本です。コンロのレバーの表示だけに頼らず、炎が鍋底にどれくらい当たっているか、見て確認してください。火加減については、『この本のルール』（P.10）を参照してください。

3. ふたと落としぶた

サイズが合ったふたをして、おいしさを閉じ込めるのも煮込みのポイント。また、落としぶたはクッキングシートやアルミホイルでも代用できますが、穴を開けておかないと、蒸気で浮いてきてしまうこともあるので注意!

4. アク取りをしっかり

アクをしっかり取ることも、おいしい煮込み料理の大切なポイント。細かい具材を入れる前に網じゃくしですくう方法が、煮汁も減らさずに済むのでおすすめです。もこもことした塊や黒っぽいものは残さず取りましょう。

5. まずはレシピ通りに

生煮えや煮くずれを防ぐには、まずはレシピ通りに作ってみるのが一番。具材を加える順序、火加減、時間などをできるだけ細かく記載しているので、最初はレシピ通りに作ってみてください。

6. 水溶き片栗粉は火を止めて

意外に失敗しやすい水溶き片栗粉。均一なとろみがつかなかったり、ダマができたり…。ポイントは片栗粉と水をよく混ぜ合わせ、一度火を止めてから加えること。その後、再び火にかけ、しっかり煮立たせてとろみをつけます。

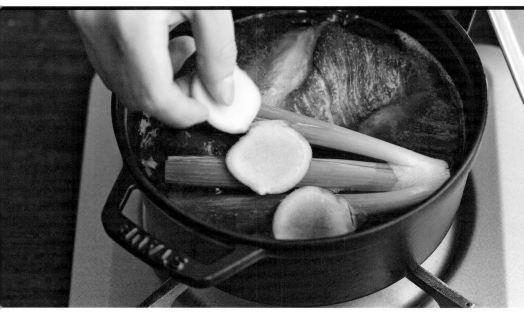

「薬膳」のこと

薬膳というと、生薬などのイメージが強いかもしれませんが、本来は中医学（中国の伝統医学）の考えをもとに、季節や体調に合う食材選びがなされた食事のことを指します。つまり日々口にする身近な食材で、十分に実践できるものなのです。

薬膳で特に重視されているのは病を治すことではなく、その前の「予防」です。疲れや肩こり、イライラなど、小さな不調が出る前に、毎日の食事で体を整えていきましょう。

知っておきたい「薬膳」のキーワード

五臓
肝・心・脾
（かん・しん・ひ）
肺・腎
（はい・じん）

生命活動のもとになる、体のエンジン

気
（き）
血
（けつ）
津液
（しんえき）

体を巡り、日々入れ替わるエネルギーのもと

[肝] 血を貯蔵する、気の流れを司る。
[心] 血を循環させる、意識や思考力を司る。
[脾] 栄養の消化・運搬を司る。
[肺] 呼吸により、水分代謝や免疫を整える。
[腎] 水分を貯蔵する、生命力や性ホルモンの源。

[気] エネルギーの源、体を構成するもの。体温、消化、代謝、免疫力など生命活動に必要な働きの源。
[血] 全身を巡り、体を営養するもの。肌や髪、爪、筋を丈夫にし、思考力や精神の安定も。
[津液] 血以外の体内水分すべての総称。汗、消化液、唾液、鼻水、尿など。

食材の持つ「薬膳」の効能について

ここで紹介する10の効能は、それぞれのレシピで紹介している食材にも当てはまります。
ぜひ、体調を整えるおかず作りの参考にしてください。

寒涼性と呼ばれるもの。暑い季節や、赤ら顔、肌のできものができやすい人に有効。熱はほてりや寝つきの悪さの原因になることも。

冷ます

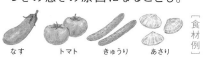

[食材例]

なす　トマト　きゅうり　あさり

温熱性と呼ばれるもの。寒い季節や加齢にともなう冷えに有効。冷えは体の巡りの滞り、足腰や関節、生理痛、腹痛などの原因にも。

温める

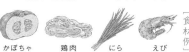

[食材例]

かぼちゃ　鶏肉　にら　えび

体表を防衛し、病気の原因をよせつけないもの、あるいは関係の深い「肺」をケアするもの。風邪などの予防、風邪を引きやすい人に。

免疫力アップ

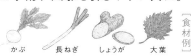

[食材例]

かぶ　長ねぎ　しょうが　大葉

「気」が不足している状態を改善。「気」が不足すると、疲れやすい、だるい、やる気が出ない、食後の眠気が強くなりがち。

エネルギー補給

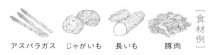

[食材例]

アスパラガス　じゃがいも　長いも　豚肉

「血」を増やす、あるいは流れをよくする。「血」の不調は貧血やめまい、思考力の低下、髪、爪、肌、筋、目の不調の原因に。生理痛のケアにも。

血流・血量改善

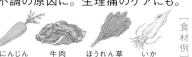

[食材例]

にんじん　牛肉　ほうれん草　いか

栄養素を全身へ運ぶ力をつけるもの、腸のすべりをよくするもの。食後に眠気が強い人や、胃もたれ、食欲不振、便秘の改善などにも。

消化力アップ

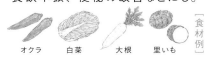

[食材例]

オクラ　白菜　大根　里いも

体の余分な水分を排出するもの。梅雨の時季や、むくみ、トイレの回数が少ない人のほか、慢性的な冷えや疲労感、消化不良に悩む方にも。

水分代謝

[食材例]

レタス　キャベツ　緑豆もやし　えのきたけ

「気」の流れをスムーズに、あるいは関係の深い「肝」をケアするもの。「気」の乱れはイライラやストレスによる筋の痙攣などの原因に。

精神安定

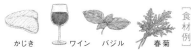

[食材例]

かじき　ワイン　バジル　春菊

老化や性ホルモンと関係の深い「腎」をケアするもの。「腎」の不調は、耳、骨（歯や足腰）、髪などの不調の原因になることも。

アンチエイジング

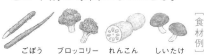

[食材例]

ごぼう　ブロッコリー　れんこん　しいたけ

体液を作る、また体を乾燥から守るもの。乾燥は便秘や風邪を引きやすいなどの原因に。秋冬や、皮膚、鼻、のどの乾燥が気になる人に。

潤い補給

[食材例]

はちみつ　オリーブ　チーズ　卵

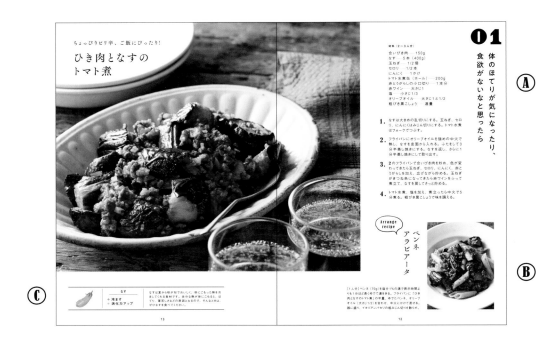

Ⓐ 体の不調例

こんな不調に特におすすめという、不調例を挙げています。もちろん、どんなときに食べても体がよろこぶメニューばかりですが、体調に悩みがあるときは、参考にしてみてください。

Ⓑ アレンジレシピ

一部のレシピでは、残った煮込み料理を基に、アレンジレシピをご紹介しています。それ一品で食事になるものがほとんどなので、次の日のお昼の献立などに役立ててください。

Ⓒ 食材の効能メモ

各レシピで使用している食材の薬膳的な効能について、主な働きと具体的な内容を紹介しています。詳しくは『「薬膳」の効能について』(P.9)をご覧ください。

［この本のルール］

- 大さじ1は15ml、小さじ1は5ml、ひとつまみは指3本でつまんだくらいの量です。
- 野菜などの分量は、皮や種などを取り除く前の状態の重さです。
  また、洗ったり皮をむいたりなどの基本的な下準備を
  済ませてから調理にかかってください。
- レシピは2〜3人分、もしくは2人分です。
- 電子レンジは600Wのものを使用しています。
- 「だし汁」は、かつお節と昆布の合わせだしを使用しています。
  市販の顆粒だしを使うこともできますが、
  塩味が添加されているので、塩の量を少し減らすなど、調節してください。
- 「砂糖」はきび砂糖を使用していますが、白砂糖でもかまいません。
  きび砂糖を使用するとコクと風味がプラスされます。
  白砂糖ははっきりとした甘みをプラスすることができます。
- 火加減の弱火は、コンロの火が鍋の底に届くか届かないかくらい、
  中火は、火が鍋の底にちょうど届くくらい、
  強火は火が鍋の底全体にしっかり当たるくらいです。

この本の使い方

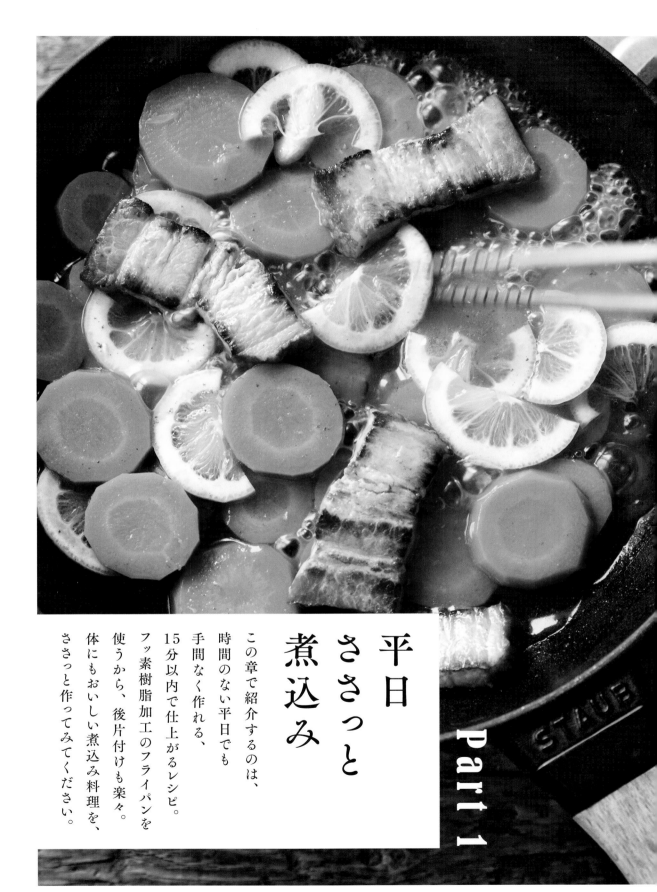

平日ささっと煮込み

Part 1

この章で紹介するのは、時間のない平日でも手間なく作れる、15分以内で仕上がるレシピ。フッ素樹脂加工のフライパンを使うから、後片付けも楽々。体にもおいしい煮込み料理を、ささっと作ってみてください。

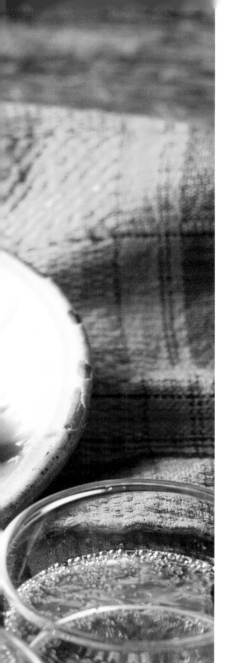

01

体のほてりが気になったり、食欲がないなと思ったら

材料（2〜3人分）

合いびき肉……150g
なす……5本（400g）
玉ねぎ……1/2個
セロリ……1/2本
にんにく……1かけ
トマト水煮缶（ホール）……200g
赤とうがらしの小口切り……1本分
赤ワイン……大さじ1
塩……小さじ1/3
オリーブオイル……大さじ1と1/2
粗びき黒こしょう……適量

1. なすは大きめの乱切りにする。玉ねぎ、セロリ、にんにくはみじん切りにする。トマト水煮はフォークでつぶす。

2. フライパンにオリーブオイルを強めの中火で熱し、なすを皮面から入れる。ふたをして3分半蒸し焼きにする。なすを返し、さらに1分半蒸し焼きにして取り出す。

3. 2のフライパンで合いびき肉を炒め、色が変わってきたら玉ねぎ、セロリ、にんにく、赤とうがらしを加え、広げながら炒める。玉ねぎがきつね色になってきたら赤ワインをふって煮立て、なすを戻してさっと炒める。

4. トマト水煮、塩を加え、煮立ったら中火で5分煮る。粗びき黒こしょうで味を調える。

Arrange recipe

ペンネ アラビアータ

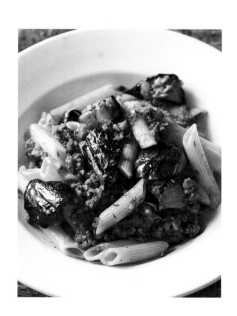

[1人分] ペンネ（70g）を塩分1%の湯で表示時間よりも1分ほど長くゆでて湯をきる。フライパンに「ひき肉となすのトマト煮」の半量、ゆでたペンネ、オリーブオイル（大さじ1/2）を合わせ、中火にかけて混ぜる。器に盛り、イタリアンパセリの粗みじん切りを散らす。

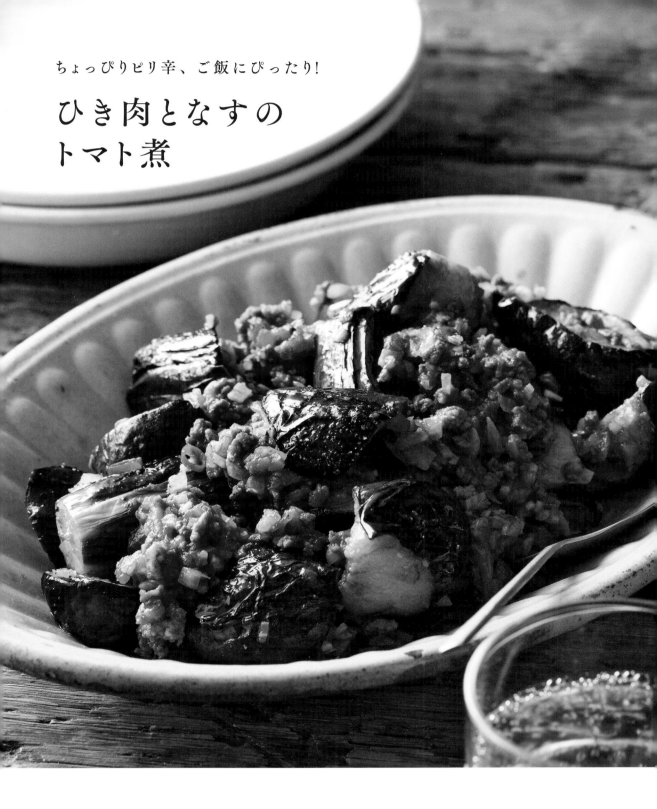

ちょっぴりピリ辛、ご飯にぴったり!

ひき肉となすの
トマト煮

なす
● 冷ます
● 消化力アップ

なすは夏から秋が旬でおいしく、体にこもった熱を冷ましてくれる食材です。余分な熱が体にこもると、ほてり、寝苦しさなどの原因となるので、そんなときは、ぜひなすを食べてください。

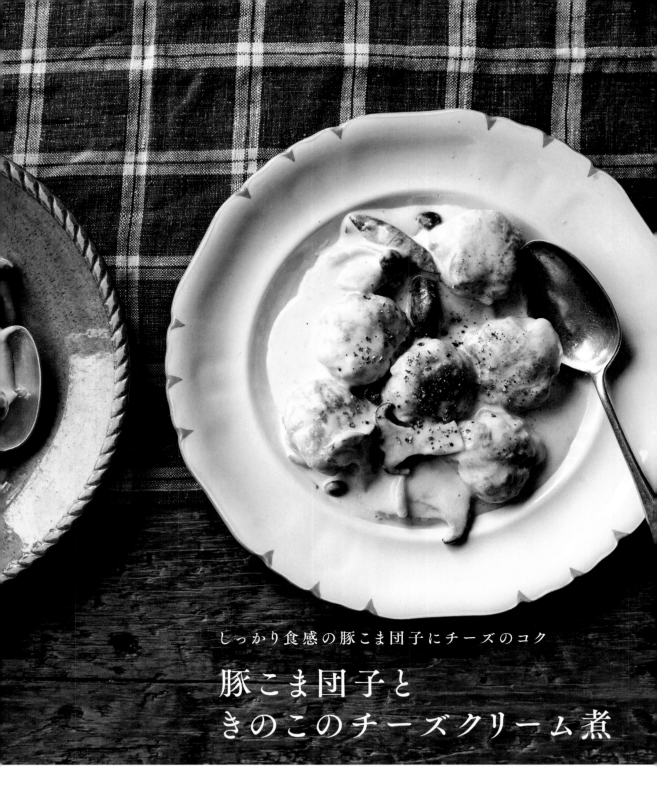

しっかり食感の豚こま団子にチーズのコク

豚こま団子と
きのこのチーズクリーム煮

エリンギ	乾燥した外気が肺に入り込むと、肺とつながりの深い
● 潤い補給	さまざまな部位に影響が出ます。乾いた空咳や、声の嗄れ、鼻腔の乾きなどを感じるときにおすすめ。組み合わせたチーズや牛乳などの乳製品も乾燥対策に◎。

02

豚こま団子ときのこのチーズクリーム煮

乾燥が気になる季節に入ったら、エリンギと乳製品を合わせたメニューを

材料（2〜3人分）

豚こま切れ肉……300g
エリンギ……1パック（100g）
しめじ……1/2株（75g）
A｜牛乳……300ml
　｜しょうゆ……小さじ1
　｜塩……小さじ1/4
ピザ用チーズ……40g
片栗粉……大さじ1と1/2、
小さじ1（小さじ1は同量の水で溶く）
オリーブオイル……小さじ1
粗びき黒こしょう……適量

1. エリンギは長さを半分にし、5mm厚さに切る。しめじは石づきを落とし、ほぐす。豚肉は塩（適量・分量外）をふり、12等分して平たい丸型に丸め、焼く直前に片栗粉（大さじ1と1/2）をまぶす。

2. フライパンにオリーブオイルを熱し、豚肉を中火で焼く。両面に焼き色がついたら、エリンギ、しめじを加え、しんなりするまで炒める。Aを加え、煮立ったらふたをして弱火で6分煮る。

3. 火を止めて、水溶き片栗粉を回し入れる。中火で煮立て、とろみがついたらピザ用チーズを加える。弱火で加熱し、チーズが溶けたら器に盛り、粗びき黒こしょうをふる。

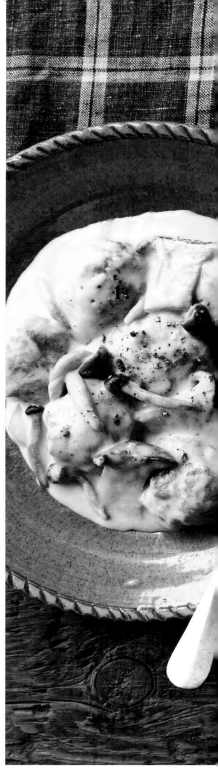

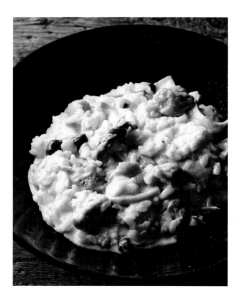

Arrange recipe

チーズリゾット

［1人分］「豚こま団子ときのこのチーズクリーム煮」の半量（200g）を、豚こま団子を食べやすい大きさにほぐして鍋に入れ、ご飯（小1杯・120g）、牛乳（大さじ3〜4）を加えて混ぜながら温める。塩で味を調える。

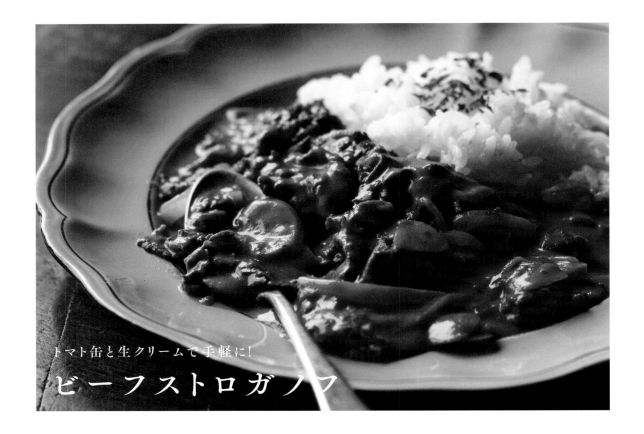

トマト缶と生クリームで手軽に!
ビーフストロガノフ

材料（2〜3人分）

牛切り落とし肉……150g
玉ねぎ……1/2個
マッシュルーム……1パック
にんにく……1かけ
小麦粉……大さじ1と1/2
バター……15g
赤ワイン……大さじ3
水……200ml

A │ トマト水煮缶（ホール）
 │ ……1/2缶（200g）
 │ 中濃ソース……大さじ2
 │ トマトケチャップ……大さじ1
 │ 塩、洋風スープの素（顆粒）
 │ ……各小さじ1/2

生クリーム……50ml
粗びき黒こしょう……適量
ご飯、パセリのみじん切り
……各適量

1. 玉ねぎは薄切りにする。マッシュルームは石づきを落として7mm幅に切る。にんにくはみじん切りにする。トマト水煮はフォークでつぶす。牛肉は食べやすい大きさに切る。

2. フライパンにバターとにんにくを中火で熱し、香りが出てきたら玉ねぎ、マッシュルームを加えて炒める。しんなりしたら牛肉を加えて炒め合わせる。火を止めて小麦粉をふり入れ、粉っぽさがなくなるまでよく混ぜる。

3. 赤ワインをふり、なじませる。弱めの中火で加熱し、水を2〜3回に分けて加え、その都度よく混ぜる。**A**を加えて煮立て、中火で5分煮る。

4. 生クリームを加えさらに5分煮る。粗びき黒こしょうで味を調える。ご飯とともに器に盛り、パセリを散らす。

03

食欲がないなと思ったら、マッシュルームと玉ねぎをどうぞ

マッシュルーム

● 消化力アップ
● 精神安定

消化の要となる「脾」の調子を整えてくれます。一緒に煮ている玉ねぎは「脾」とともに消化を担う「胃」の調子を整えるものなので、消化不良や食欲のないときにおすすめの組み合わせです。

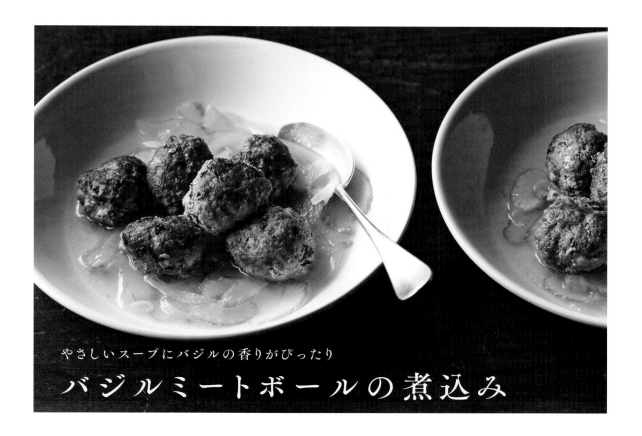

やさしいスープにバジルの香りがぴったり

バジルミートボールの煮込み

04

気持ちがイライラするときには、バジルの香りで癒やされて

材料（2〜3人分）

合いびき肉……300g
セロリ……1/2本
玉ねぎ……1/4個
バジルの葉
……1/2パック（7g）

A
卵……1個
パン粉……大さじ4
牛乳……大さじ2
塩……小さじ1/2

水……200ml
塩……適量
オリーブオイル……小さじ1

1. セロリは筋を取って斜め薄切りにする。玉ねぎは薄切りにする。バジルの葉は3mm幅の細切りにする。卵を溶き、残りの**A**と合わせておく。

2. ボウルに合いびき肉、**A**を合わせ、粘りが出て白っぽくなるまで練る。バジルの葉を加えて混ぜ、ボウルにたたきつけるようにして空気を抜き、12等分に分ける。手にオリーブオイル（適量・分量外）を塗り、肉だねを団子状に丸める。

3. フライパンにオリーブオイルを熱し、**2**を中火で焼く。焼き色がついたら返し、両面を焼く。ミートボールをフライパンの端に寄せ、空いたところにセロリと玉ねぎを入れて炒める。

4. 野菜に油が回ったら水を加え、煮立ったらふたをして弱めの中火で5分煮る。塩で味を調える。

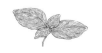

バジル

● **精神安定**
● **水分代謝**

バジルの豊かな香りは「気」の流れを整えるとされています。「気」の流れが乱れるとイライラしがちになるので、香りを楽しみながら食べてください。また、体の余計な水分を逃がし、血流もよくします。

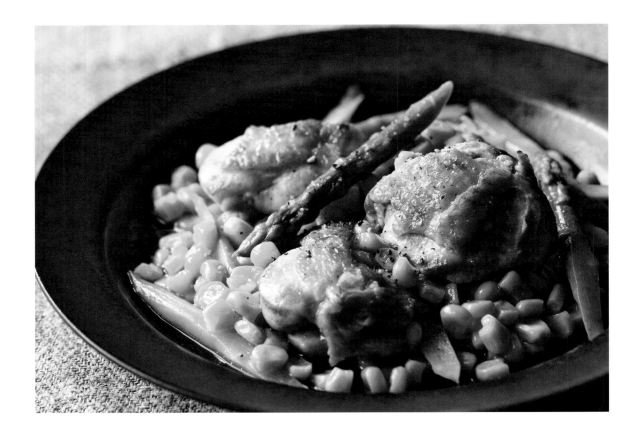

アスパラとコーンは煮ものでも相性抜群!

鶏とアスパラガスの コーンバター煮

05

材料（2～3人分）

鶏もも肉……1枚（300g）
アスパラガス……1束（4～5本）
ホールコーン缶……150g（固形量）

A	水……100ml
	白ワイン……大さじ2
	塩……小さじ1/2

バター……15g
粗びき黒こしょう……適量

1. アスパラガスは根元を3cmほど落とし、下半分は
ピーラーで皮をむく。長さを斜め4等分にする。鶏
肉は余分な脂身を切り落とし、8等分にする。

2. フライパンにバターを熱し、鶏肉を皮面から入れて
中火で焼く。焼き色がついたら**A**、コーンを加え、
アスパラガスをのせる。煮立ったらふたをして、弱
めの中火で6分煮る。器に盛り、粗びき黒こしょ
うをふる。

疲れがたまって免疫力が心配なら、
アスパラガスで元気を補給！

アスパラガス

● エネルギー補給
● 潤い補給

アスパラガスは「気」を補うとされ、疲労・倦怠感な
どにおすすめ。また、体液を作り、肺の潤いを守っ
てくれます。肺が乾燥すると、体表を守る防御の力
が弱まりやすいとされているので潤いを補いましょう。

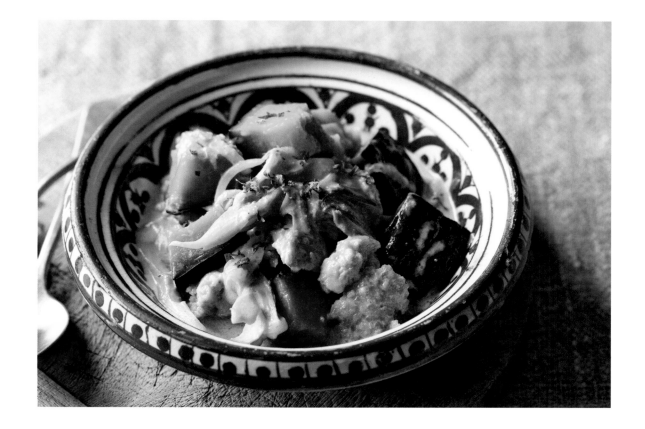

かぼちゃのやさしい甘みが広がる

06

鶏ひき肉とかぼちゃの
クリーム煮

冷えで体を動かすのがおっくう…
そんなときは、かぼちゃで体を温めて

材料（2〜3人分）

鶏ひき肉（もも）……150g
かぼちゃ……1/4個（400g）
まいたけ……1/2株（50g）
玉ねぎ……1/4個
A ┤ 牛乳、生クリーム
　　……各100ml
　　塩……小さじ1/4
オリーブオイル……小さじ1
パセリのみじん切り……適量

1. かぼちゃはスプーンで種とワタを取り、2〜3cm大に切る。まいたけは食べやすい大きさにほぐす。玉ねぎは薄切りにする。

2. フライパンにオリーブオイルを中火で熱し、鶏ひき肉を入れる。あまり触らずに焼き、半分ほど色づいてきたら軽くほぐし、玉ねぎ、まいたけを加えて炒める。

3. まいたけがしんなりしたら、かぼちゃ、**A**を加える。煮立ったらふたをして弱めの中火で5分煮る。ふたを取り、さらに2〜3分、やさしく混ぜながらかぼちゃがやわらかくなるまで煮る。器に盛り、パセリを散らす。

かぼちゃ

● 温める
● エネルギー補給

かぼちゃは夏野菜ではめずらしい、体を温めてくれる食材です。冬至に食べる習慣があるくらいなので、冷えの気になる方におすすめです。切りにくいときはレンジで30秒〜1分ほど温めると切りやすくなります。

ほてり・むくみが気になる、イライラする…
そんな女性の悩みは、あさりで解決！

切り身で手軽に、魚介のうまみを満喫！

アクアパッツア

材料（2〜3人分）
生たら（切り身）……3切れ
小麦粉……大さじ1/2
あさり（砂抜きをする）……200g
ミニトマト……1パック（200g）
にんにく……2かけ
タイム……3〜4本
白ワイン……50ml
水……50ml
塩、粗びき黒こしょう……各適量
オリーブオイル……大さじ2

1. ミニトマトはヘタを取る。にんにくはみじん切りにする。たらは塩（適量・分量外）をふって10分おき、キッチンペーパーで水けをふき取る。あさりは殻同士をこすり合わせてよく洗う。

2. たらに小麦粉を薄くまぶす。フライパンにオリーブオイル（大さじ1）とにんにくを熱し、たらを皮面から入れて強めの中火で焼く。軽く焼き色がついたら裏返し、あさり、ミニトマトを加える。白ワインを回しかけ、中火で30秒ほど煮立たせてアルコール分をとばす。

3. 水、タイムを加え、煮立ったらふたをして弱火で4分煮る。あさりの殻がすべて開いたらふたを取り、強火で1〜2分煮て煮汁を凝縮させ、オリーブオイル（大さじ1）を加える。大きくフライパンをゆすって乳化させる。塩で味を調え、粗びき黒こしょうをふる。

Arrange recipe

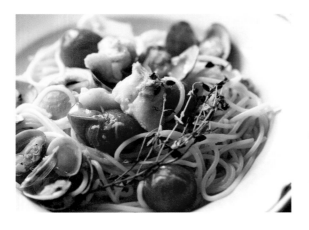

シーフードパスタ

[1人分] 塩分1％の湯でパスタ（80g）を袋の表示時間よりも30秒短めにゆでる。フライパンに「アクアパッツァ」の具材（たらは大きくほぐす）と煮汁（各1/3量）、パスタのゆで汁（大さじ2〜3）、オリーブオイル（大さじ1）を合わせ、パスタを加えてよくからめる。

あさり
● 冷ます
● 水分代謝

あさりは体内の余分な熱を冷まし、イライラやほてりなどを落ち着かせます。また、水分代謝も促すので、むくみに悩む人にもおすすめです。また、精神を安定させるので、情緒不安やイライラにも。

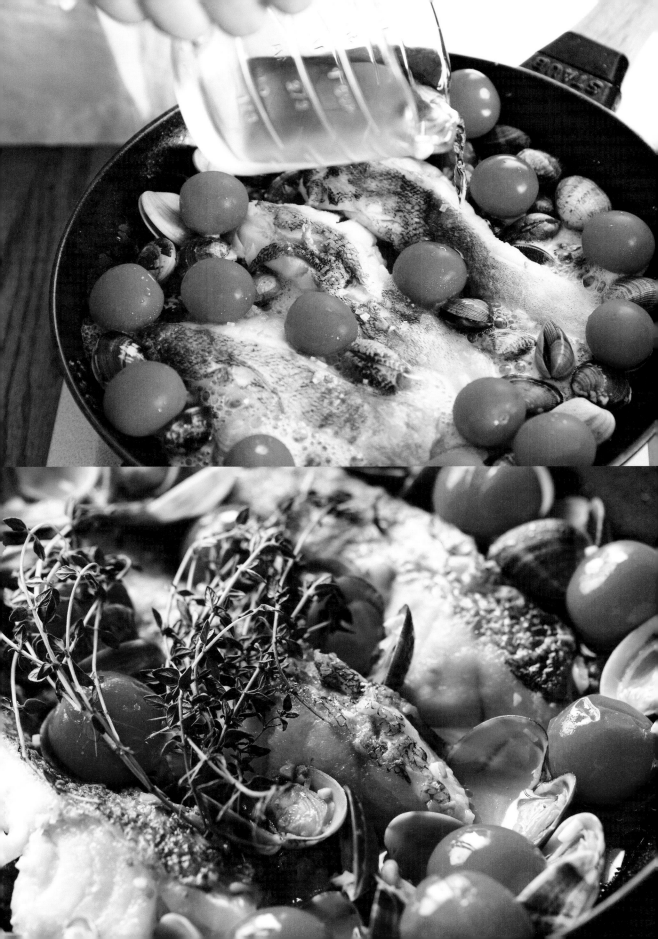

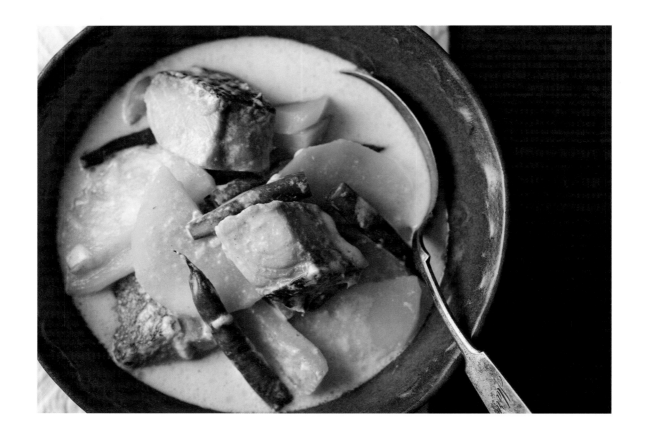

シチューほど重くなく、さらっとおいしい

さけとじゃがいものミルク煮

生理中のイライラが気になったら 温かいさけのミルク煮で癒やされて

材料（2～3人分）

生さけ（切り身）……3切れ
じゃがいも……2個（300g）
さやいんげん……10本
白ワイン……大さじ2

A
牛乳……300ml
洋風スープの素（顆粒）……小さじ1/2
塩……小さじ1/4

バター……10g

1. さけは塩（適量・分量外）をふって10分おく。キッチンペーパーで水けをふき取り、4等分にする。じゃがいもは3mm厚さの半月切りにする。さやいんげんはヘタを落とし、長さを3等分にする。

2. フライパンにバターを熱し、じゃがいもを炒める。じゃがいもの表面が透き通ってきたら、さけ、いんげんを広げてのせ、白ワインを回しかけて煮立てる。

3. Aを加え、煮立ったら触らずに弱めの中火で3分煮る。さけをくずさないように、やさしく全体を混ぜながら、さらに3分煮る。

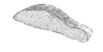

さけ

● 血流・血量改善
● 精神安定

さけは「血」を作り、さらに「血」の流れをよくしてくれます。また、「気」の流れもよくするので、イライラやストレスが気になる人におすすめ。また、爪が弱かったり、めまいなどが気になるときにも。

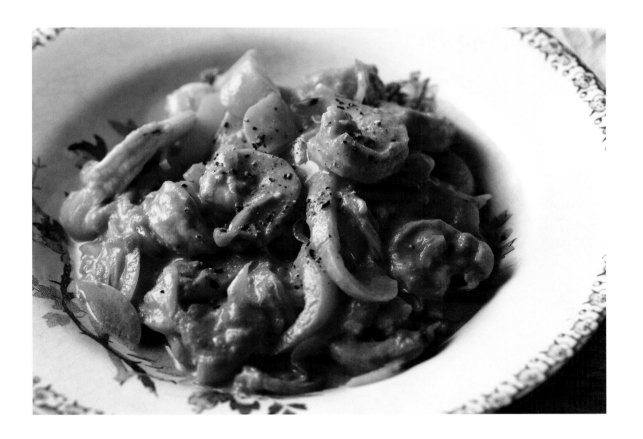

えびのだしとトマトのうまみを存分に

09 えびのトマトクリーム煮

足腰の痛みが気になってきたら
積極的にえびを食べるのがおすすめ

材料（2〜3人分）

えび（殻付き）……18尾（200g）
玉ねぎ……1/2個
黄パプリカ……1/2個
にんにく……1かけ
白ワイン……大さじ1
A┌ トマト水煮缶（ホール）
 │ ……1/2缶（200g）
 └ 塩……小さじ1/4
生クリーム……50ml
塩、粗びき黒こしょう……各適量
オリーブオイル……大さじ1

1. 玉ねぎは薄切りにする。パプリカは縦半分にし、斜め1cm幅に切る。にんにくはみじん切りにする。トマト水煮はフォークでつぶす。えびは殻と尾を取り除き、包丁で背に切り込みを入れて背ワタを除く。片栗粉、塩（各適量・分量外）をまぶして何度か水を替えて洗い、キッチンペーパーで水けをふき取る。

2. フライパンにオリーブオイルとにんにくを熱し、えびを入れて中火で焼く。両面の色が変わったら白ワインをふり、えびを取り出す。同じフライパンで玉ねぎとパプリカをしんなりするまで炒める。

3. Aを加え、煮立ったら弱めの中火で5分煮る。生クリームを加えて3分、えびを戻し入れてさらに2分煮て、塩で味を調える。器に盛り、粗びき黒こしょうをふる。

えび

- 温める
- アンチエイジング

えびは、老化や性ホルモンを司る「腎」をケアする食材とされています。足腰の痛みや慢性的な冷えが気になる人は積極的に取り入れましょう。

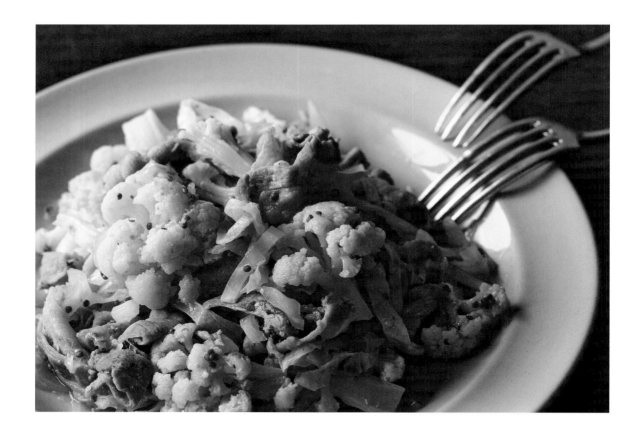

やさしい甘みと酸味のバランスが絶妙!

豚とカリフラワーの
ハニーマスタード煮

材料（2〜3人分）

豚バラ薄切り肉しゃぶしゃぶ用
　……200g
カリフラワー……1株（350g）
キャベツ……150g
にんにく……1かけ
A｛
　　水……150ml
　　白ワイン、しょうゆ、はちみつ
　　……各大さじ1
　　中濃ソース……小さじ1
粒マスタード……大さじ2
オリーブオイル……小さじ1

1. カリフラワーは小房に分ける。キャベツは5mm幅に切る。にんにくはみじん切りにする。豚肉は食べやすい長さに切る。

2. フライパンにオリーブオイルとにんにくを中火で熱し、豚肉を炒める。肉の色が変わったら、カリフラワー、**A**を加え、キャベツを全体に広げのせる。煮立ったらふたをして弱めの中火で10分煮る。

3. ふたを取り、粒マスタードを加えて炒め合わせる。

はちみつ

● 潤い補給
● 消化力アップ

はちみつをはじめとする糖類は、基本的に保湿によいとされています。なかでもはちみつは、咳やのどの乾燥にもよいとされるので、乾燥が気になるときにはふだんの料理やドリンクなどに利用してください。

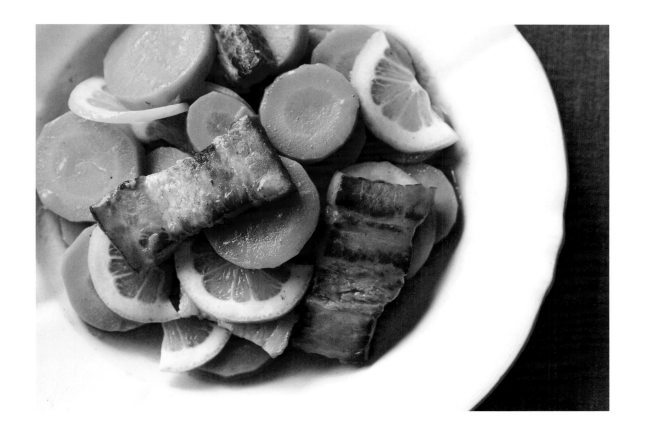

甘くてさわやか、目にもおいしい

11

にんじんとベーコンの レモンバター煮

かすみ目や疲れ目にはにんじんを。きれいな色も、目をいたわります。

材料（2〜3人分）

ブロックベーコン……150g
にんじん……2本（320g）
レモン（国産）……1/2個
A
　水……200ml
　砂糖……大さじ1/2
　レモン汁……小さじ1
　しょうゆ……小さじ1/2
　塩……小さじ1/4
バター……15g

1. にんじんは1cm厚さの輪切りにする。レモンは薄い半月切りにする。ベーコンは1cm幅に切る。

2. フライパンにバターを熱し、中火でベーコンを焼く。焼き色がついたら裏返し、にんじん、**A**を加える。煮立ったらふたをして、弱めの中火でにんじんがやわらかくなるまで、10分ほど煮る。食べる直前にレモンを加え、さっと混ぜる。

にんじん

● **血流・血量改善**
● **消化力アップ**

血は目の栄養となるので、不足しているとかすみ目や疲れ目などの不調が表れやすくなります。爪が折れやすかったり、足がつりやすかったりするのも血量の不足が原因の場合があります。

目にも鮮やかで、ほどよくスパイシー

豚とオクラのカレー煮

材料（2〜3人分）

豚バラ薄切り肉しゃぶしゃぶ用
……150g
オクラ……8〜9本
ミニトマト……12個
にんにく……1かけ
しょうが……1かけ

A
水……100ml
酒、中濃ソース
……各大さじ1
しょうゆ……大さじ1/2
カレー粉……小さじ1

サラダ油……小さじ1
粗びき黒こしょう……適量

1. オクラはガクのまわりをむき、斜め半分に切る。ミニトマトはヘタを取る。にんにく、しょうがはみじん切りにする。豚肉は食べやすい長さに切る。

2. フライパンにサラダ油、にんにく、しょうがを熱し、豚肉を加えて中火で炒める。豚肉の色が8割ほど変わったら、オクラ、Aを加える。煮立ったらふたをして弱めの中火で5分煮る。

3. ふたを取り、ミニトマトを加えてさらに弱めの中火で4〜5分、ミニトマトがくずれ始めるまで煮る。器に盛り、粗びき黒こしょうをふる。

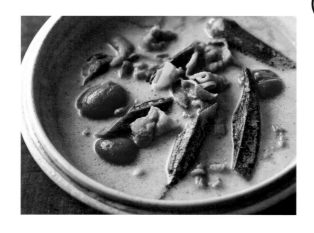

Arrange
recipe

スープカレー

[1人分]「豚とオクラのカレー煮」の半量（200g）に豆乳（無調整・200ml）、しょうゆ（小さじ1）、カレー粉、鶏がらスープの素（各小さじ1/2）、塩（ひとつまみ）を加え、沸騰させないように温める。ご飯と合わせて食べる。

オクラ

● 消化力アップ
● 潤い補給

オクラは消化を助け、腸の巡りをよくしてくれる食材です。腸の巡りが悪いときや、食後の眠気が強いときなど、消化力をアップさせたいときに。

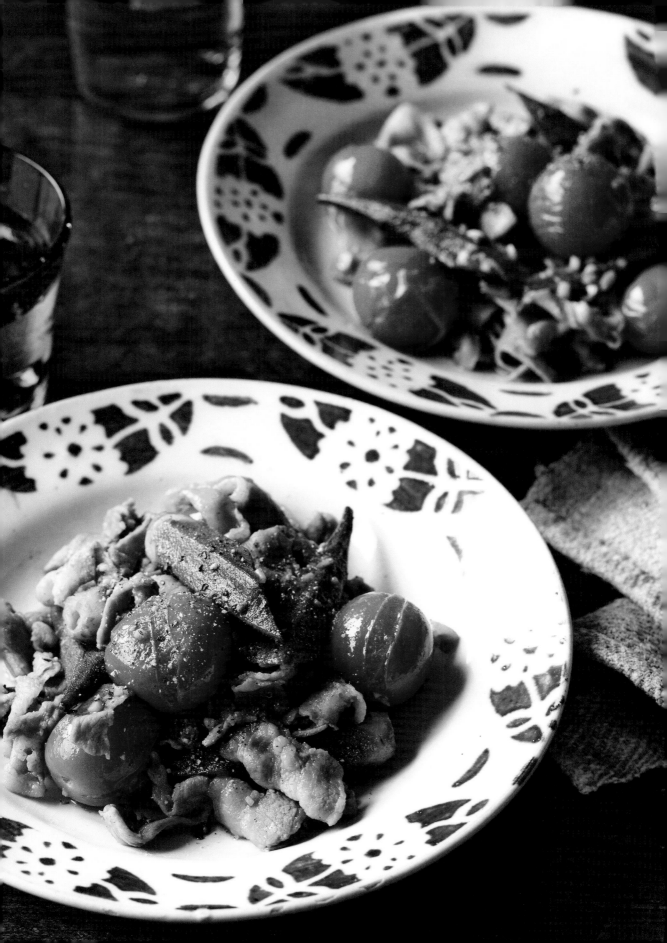

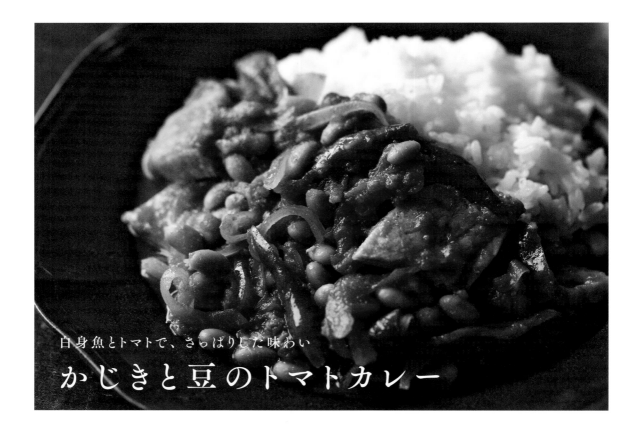

白身魚とトマトで、さっぱりした味わい

かじきと豆のトマトカレー

材料（2～3人分）

かじき（切り身）……3切れ
ピーマン……3個
玉ねぎ……1/4個
大豆水煮缶……100g

A
水……150ml
にんにくのすりおろし
……1かけ分
しょうがのすりおろし
……1かけ分

B
トマト水煮缶（ホール）
……1/2缶（200g）
はちみつ……小さじ1と1/2
しょうゆ……小さじ1
塩……小さじ1/2

カレー粉……小さじ2
オリーブオイル……大さじ1
ご飯……適量

1. かじきは塩（適量・分量外）をふって10分おき、キッチンペーパーで水けをふき取って4等分にする。ピーマンは縦6等分にし、斜め半分に切る。玉ねぎは薄切りにする。トマト水煮はフォークでつぶす。

2. フライパンにオリーブオイルを熱し、かじきを中火で焼く。両面の色が変わったら取り出す。

3. 2のフライパンでピーマン、玉ねぎを中火で炒める。玉ねぎがしんなりしてきたらAを加えてさっと混ぜる。香りが立ってきたらBを加え、煮立ったらかじき、大豆水煮を加えて弱めの中火で7～8分煮る。カレー粉を加え、混ぜながら中火で30秒ほど煮立たせる。ご飯とともに器に盛る。

13

脇腹の急な痛みの原因はストレス!?
そんなときには、かじき&トマトを

かじき

● 精神安定

ストレスがたまっていると脇腹に痛みが走ることが。ピキッとした痛みが電気のように走ることがある人は、少しストレスがたまっているのかも。かじきのほか、トマトや、柑橘類、ハーブを試してみてください。

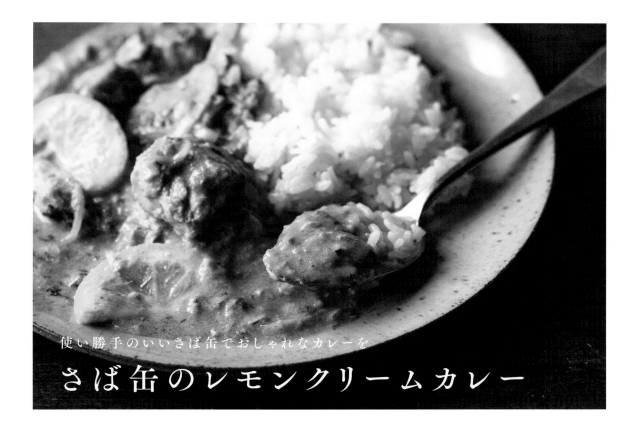

使い勝手のいいさば缶でおしゃれなカレーを

さば缶のレモンクリームカレー

14

体が重くてやる気が出ないときは、さば缶で手軽にパワーを補って

材料（2〜3人分）

さば水煮缶……2缶（400g）
玉ねぎ……1/2個

A
水……50ml
しょうがのすりおろし……小さじ2
にんにくのすりおろし……小さじ1/2

小麦粉……大さじ1と1/2

B
牛乳……200ml
カレー粉……小さじ2
塩……小さじ1/3

レモン汁……小さじ2
サラダ油……大さじ1/2
バター……10g
レモン……1/2個
ご飯……適量

1. レモンは薄い半月切りにする。玉ねぎは薄切りにする。さば水煮は身を大きくほぐす。缶汁はとっておく。

2. フライパンにサラダ油を熱し、玉ねぎを中火で炒める。薄いきつね色になってきたら、**A**を加えてさっと混ぜる。火を止めて小麦粉をふり入れ、粉っぽさがなくなるまでよく混ぜる。

3. 火を止めたまま、さば水煮と缶汁、**B**を加えて均一になるまで混ぜ、中火にかける。煮立ったら時折混ぜながら、弱めの中火で5分煮る。レモン汁、バターを加えて混ぜる。食べる直前にレモンを加えてさっと混ぜる。ご飯とともに器に盛る。

さば

● 血流・血量改善
● エネルギー補給

さばは体が重だるい、疲れやすい、やる気が出ない、というときのパワーを補います。さらに血を作り、巡らせる力もあるので、「血」の調子も総合的に整えてくれる食材です。

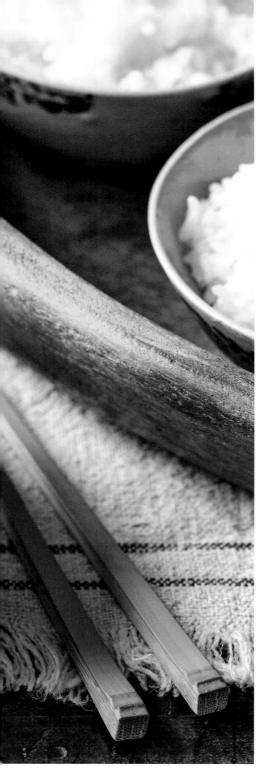

便秘が気になるときは、きのこ類が一番！ごぼうを合わせて、腸の巡りを整えて

材料（2〜3人分）

牛切り落とし肉……200g
ごぼう……100g
まいたけ……1株（100g）
しょうが……2かけ

A
　水……50ml
　酒、みりん……各大さじ2
　しょうゆ……大さじ1と1/2
　砂糖……大さじ1/2
サラダ油……小さじ1

1. ごぼうは皮をこそげて斜め薄切りにする。まいたけは食べやすい大きさにほぐす。しょうがはせん切りにする。牛肉は3cm長さに切る。

2. フライパンにサラダ油を熱し、牛肉を中火で炒める。半分ほど色が変わったらごぼう、まいたけ、しょうがを加えて炒め合わせる。まいたけがしんなりしたらAを加えて煮立てる。

3. 途中何度か混ぜながら、汁けが少なくなるまで煮る。

Arrange recipe

炊き込みご飯

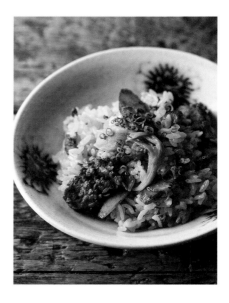

［2人分］白米（1合）をといでしょうゆ（小さじ1/2）、塩（ひとつまみ）を加えて炊飯器に入れ、1合の目盛りまで水を入れる。さっと混ぜて「牛とごぼう、まいたけのしぐれ煮」（100g）をのせ、普通に炊飯する。さっと混ぜて器に盛り、好みで細ねぎの小口切りを散らす。

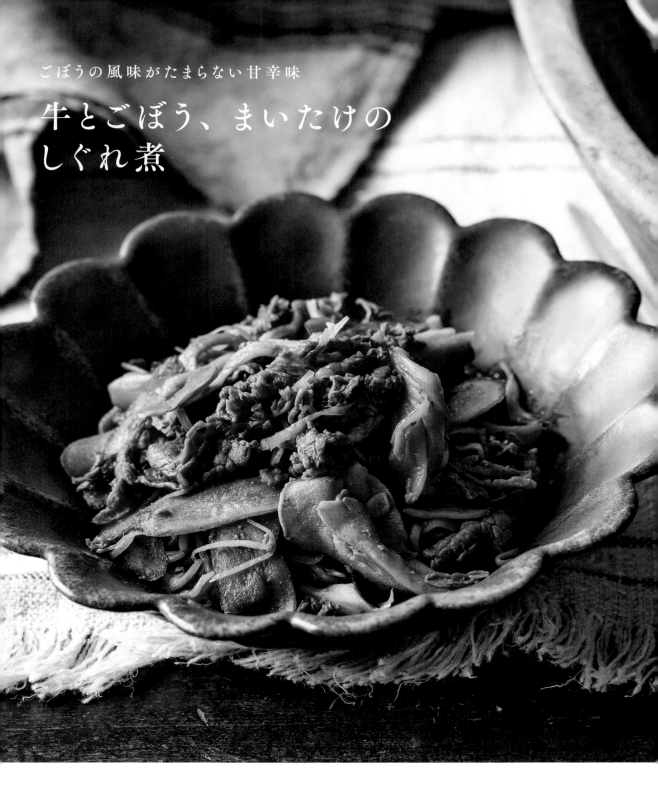

ごぼうの風味がたまらない甘辛味

牛とごぼう、まいたけの
しぐれ煮

まいたけ

● 消化力アップ
● エネルギー補給

まいたけをはじめとするきのこ類は、腸のすべりをよくしてくれます。お通じが気になる方は、きのこのメニューをレパートリーにしておくのがおすすめ。ごぼうをプラスしたものなら、いっそう効果的です。

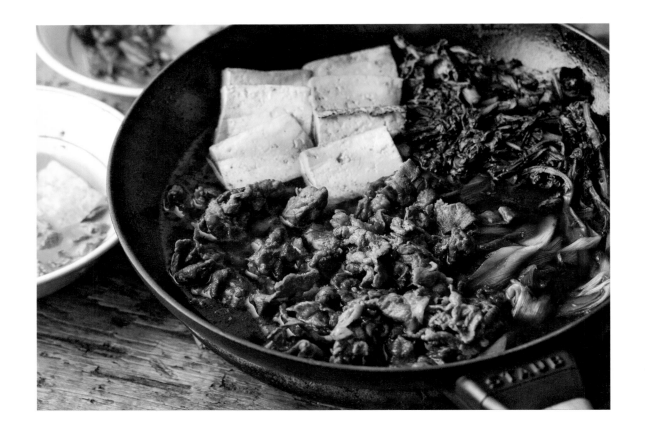

牛肉のうまみ×甘辛味は永遠の定番!

牛すき煮

材料（2〜3人分）

牛切り落とし肉……200g
春菊……1束
長ねぎ……1本
焼き豆腐……1/2丁（150g）
A | 酒、みりん……各100ml
B | しょうゆ……65ml（80g）
  | 砂糖……20g
サラダ油……小さじ1
卵（好みで）……適量

1. 春菊は長さを4等分にし、葉と茎に分けておく。長ねぎは5mm幅の斜め切りにする。焼き豆腐は1cm厚さのひと口大に切る。牛肉は食べやすい大きさに切る。

2. フライパンにサラダ油を中火で熱し、牛肉を炒めて色が変わったら取り出す。

3. 2のフライパンにAを合わせて中火で30秒ほど煮立て、Bを加えてさっと混ぜる。長ねぎ、焼き豆腐、春菊の茎を入れ、煮立ったらふたをして中火で5分煮る。牛肉を入れ、春菊の葉を全体にのせる。ふたをしてしんなりするまで1〜2分煮る。広がっている春菊の葉を茎の部分に寄せ、お好みで溶き卵につけていただく。

イライラが続くなと思ったら、ちょっぴり贅沢、すき煮でリラックス

春菊

● 精神安定
● 潤い補給

冬に旬を迎える春菊。外気が直接入るために乾燥しやすい肺を潤し、豊かな香りで気分をリラックスさせ、精神を落ち着かせてくれる食材です。

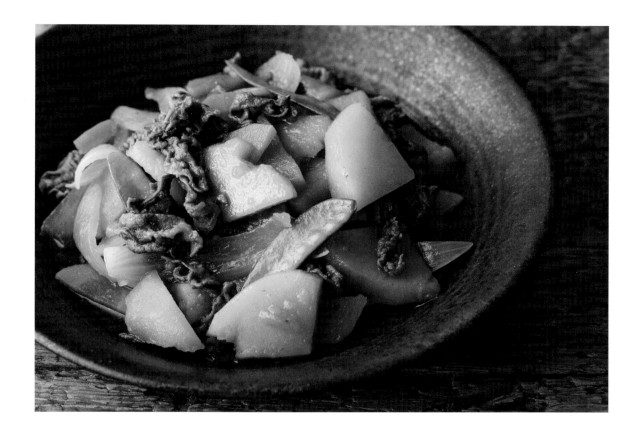

材料を薄めに切って、手軽にホクホク

17 ささっと肉じゃが

胃の調子が気になるときに、手軽においしい肉じゃがはいかが？

材料（2〜3人分）

牛切り落とし肉……100g
じゃがいも……大1個（200g）
にんじん……1/2本（80g）
玉ねぎ……1/4個
絹さや……8本
A だし汁……150ml
  しょうゆ……小さじ4
  酒、みりん……各大さじ1
  砂糖……小さじ2
ごま油……大さじ1

1. じゃがいもは1cm厚さのいちょう切りにする。にんじんは3mm厚さの半月切りにする。玉ねぎは4等分のくし形切りにする。絹さやは筋を取る。牛肉は食べやすい大きさに切る。

2. 鍋にごま油を強めの中火で熱し、じゃがいも、にんじん、玉ねぎを炒める。じゃがいものまわりが透き通ってきたら、牛肉を加えて炒める。牛肉の色が半分ほど変わったらAを加え、煮立ったらふたをして弱めの中火で8分煮る。

3. 絹さやを加え、混ぜながら中火で2分ほど煮る。

じゃがいも

● 消化力アップ
● エネルギー補給

じゃがいもは胃など消化器官の調子を整えてくれます。消化器官を整えたいとき、薬膳ではいも類や穀類、豆類などがよいと考えます。

かぶを葉ごと使って、食も進むさっぱり味

豚とかぶのポン酢煮

材料（2〜3人分）

豚バラ薄切り肉……200g
かぶ……3個（300g）
かぶの葉……3個分（120g）
にんにく……1かけ
A｜ 水……150ml
　｜ ポン酢しょうゆ……大さじ2
　｜ みりん……大さじ1
オリーブオイル……小さじ1

1. かぶは6つ割りにする。かぶの葉は長さを半分に切る。にんにくはみじん切りにする。豚肉は5cm長さに切る。

2. フライパンにオリーブオイルとにんにくを強めの中火で熱し、豚肉を広げて焼く。軽く焼き色がついたらかぶを加えて炒め合わせる。Aを加え、煮立ったらふたをして弱めの中火で7分煮る。

3. かぶの葉を加え、煮立ったらふたをして弱めの中火で5分煮る。

かぶ
● **免疫力アップ**
● **消化力アップ**

かぶは消化を助けてパワーを補います。肺によいとされているので、乾燥する日が多い秋冬や、風邪をひきやすい時季の予防としておすすめの食材です。

トマトのやさしい酸味がみぞれ煮にぴったり

豚こまとトマトのみぞれ煮

材料（2〜3人分）

豚こま切れ肉……200g
塩、こしょう……各適量
片栗粉……大さじ1
トマト……1個
大根……100g
A｜ しょうゆ……大さじ1と1/2
　｜ 酒、みりん……各大さじ1
　｜ 砂糖……小さじ1
ごま油……大さじ1/2
大葉……2枚

1. トマトは8等分のくし形切りにし、斜め半分に切る。大根はすりおろす。大葉は粗みじん切りにする。豚肉は食べやすい大きさに切り、塩、こしょうをふって片栗粉をまぶす。

2. フライパンにごま油を強めの中火で熱し、豚肉を広げ入れる。こんがり焼き色がつくまで焼く。大根おろし、Aを加えて混ぜ、煮立ったら弱めの中火で3分煮る。トマトを加え、1分ほどあまり触らずに煮て器に盛り、大葉を散らす。

トマト
● **冷ます**
● **精神安定**

トマトは「平肝（へいかん）」食材で、イライラなどで過剰に働きやすい「肝」を落ち着かせます。体の中に余分な熱がこもるとイライラしがち。気温や水温など、熱いものは上に昇るように、熱は頭に昇るからです。

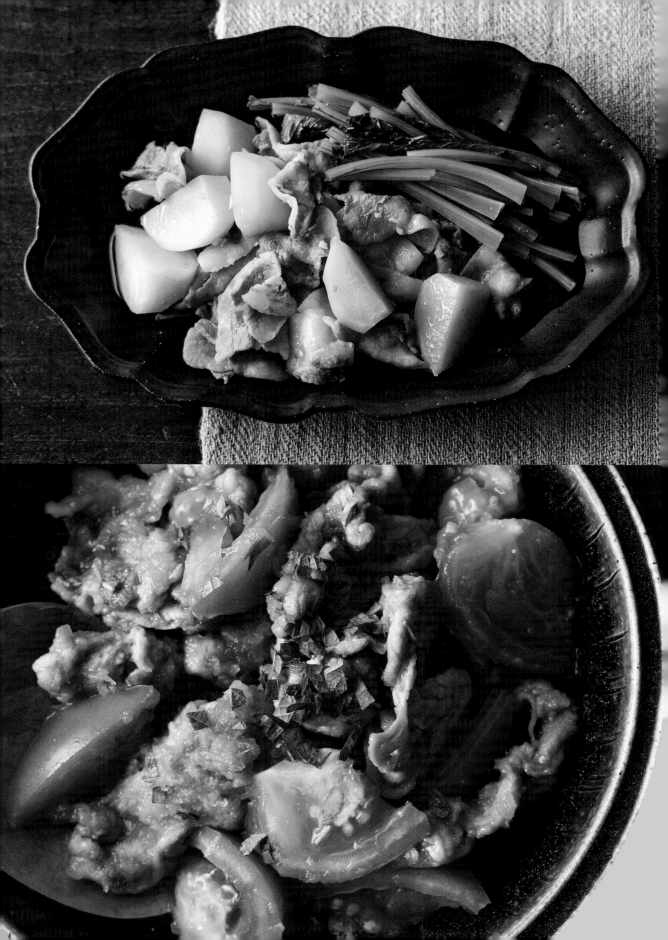

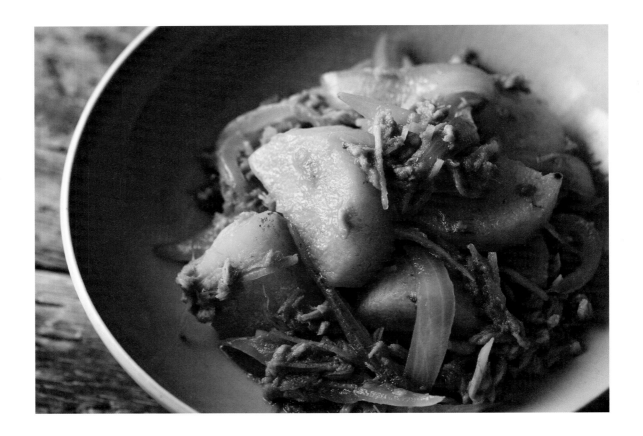

ほっくり長いもにツナで手軽にコクをプラス

ツナと長いものしょうが煮

寒い季節はしょうがを使った煮もので
体を温めて免疫力をキープ

材料（2〜3人分）

ツナ缶（油漬け）……1缶
長いも……300g
玉ねぎ……1/2個
しょうが……2かけ
A ｜ 水……150ml
｜ しょうゆ……大さじ1と1/2
｜ 酒、みりん……各大さじ1
｜ 砂糖……小さじ1
サラダ油……小さじ1

1. 長いもは2cm幅の半月切り（大きければいちょう切り）にする。玉ねぎは8等分のくし形切りにする。しょうがはせん切りにする。ツナ缶は缶汁をきる。

2. 鍋にサラダ油を中火で熱し、長いもと玉ねぎを炒める。玉ねぎが透き通ってきたら、ツナ、しょうが、Aを加え、煮立ったら途中2〜3回混ぜながら弱めの中火で12〜13分煮る。

しょうが

● 温める
● 免疫力アップ

しょうがは、食べるとすぐに体がぽかぽかし、うっすらと発汗を促すような食材。発汗の力で体表の防衛力を高めるとされています。冷えからくる風邪の引きはじめやその予防におすすめです。

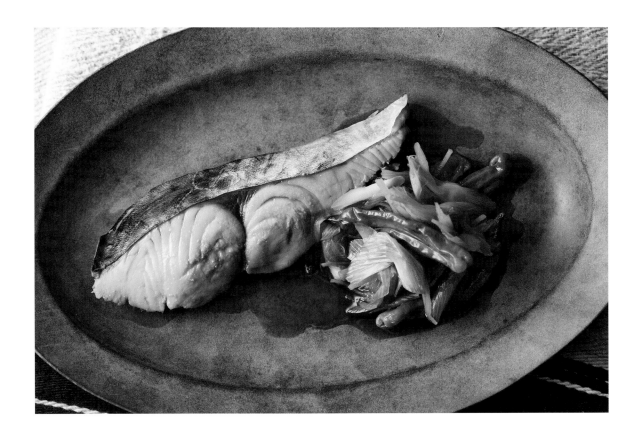

湯引きで臭みを抑えて、しっとり仕上げる

21 白身魚の煮つけ

最近疲れやすいかなと思ったらさわらで「脾」を強めましょう

材料（2～3人分）

さわら（切り身）……3切れ
長ねぎ……1本
ししとう……10本
しょうがのせん切り……1かけ分

A
　水……150ml
　酒……50ml
　しょうゆ……大さじ2
　砂糖……大さじ1と1/2
　みりん……大さじ1

1. 長ねぎは斜め1cm幅に切る。ししとうはヘタの先端を切り落とす。さわらは熱湯をかけて冷水にとり、やさしく表面を洗う。キッチンペーパーで水けをふき取る。

2. フライパンにAを入れて混ぜ、さわら、長ねぎ、ししとう、しょうがを加える。煮立ったら弱めの中火で10～12分、時折たれを回しかけながら煮る。

3. さわら、ねぎ、ししとうを取り出し、煮汁を強めの中火で照りが出るまで2～3分煮詰める。具を器に盛り、煮汁をかける。

さわら

● 消化力アップ
● エネルギー補給

さわらは消化の要となる「脾」を強め、栄養運搬の力を補います。栄養を運ぶ力が弱いと、せっかくよいものを食べても全身へと運びきれずに活用できないこともあるので、消化の力は日頃から養いたいものです。

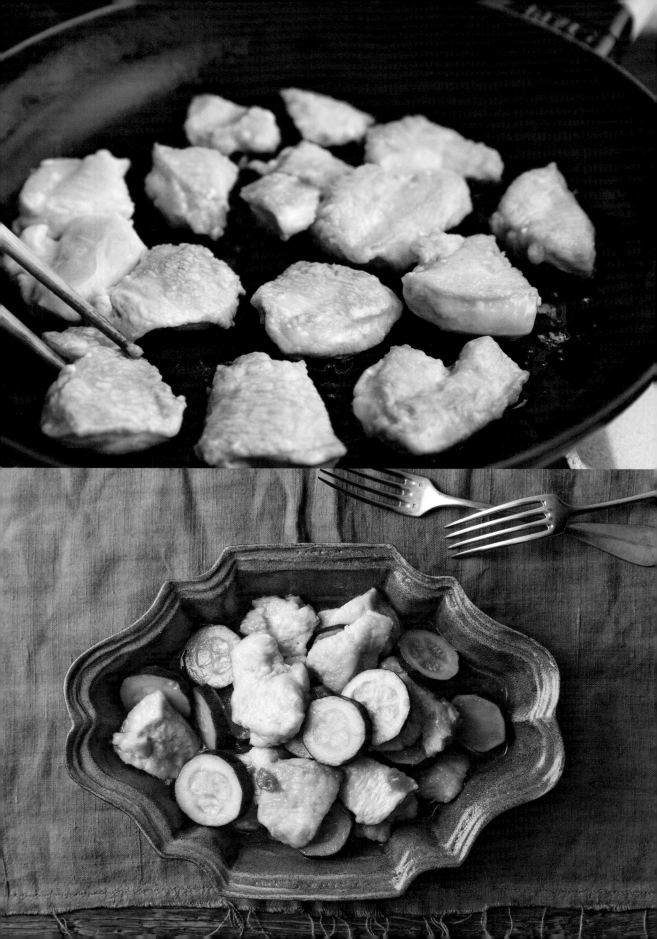

22

ズッキーニで体にこもった熱を穏やかに冷まして

口内炎や寝付きの悪さが気になるなら

ごま油の香りに、梅がほどよいアクセント

鶏むねと
ズッキーニの梅煮

材料（2〜3人分）

鶏むね肉……1枚（250g）
片栗粉……小さじ2
ズッキーニ……1本
梅干し……1個（25g）
A { 水……100ml
酒、しょうゆ、みりん
……各大さじ1
砂糖……大さじ1/2
ごま油……大さじ1

1. ズッキーニは1cm幅の輪切りにする。梅干しは種を除き、小さく切る。鶏肉は皮があれば除き、縦半分にして1.5cm厚さのそぎ切りにし、片栗粉をまぶす。

2. フライパンにごま油を中火で熱し、鶏肉を両面に軽く焼き色がつくまで焼き、取り出す。

3. 2のフライパンにズッキーニ、梅干し、**A**を入れ、煮立ったらふたをして弱めの中火で3分煮る。鶏肉を戻し入れ、ふたをして弱めの中火で2分煮る。

Arrange recipe

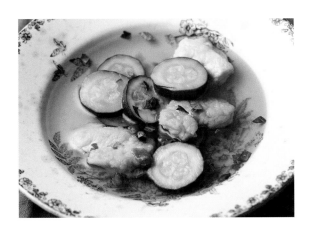

さっぱり
スープ

[2人分] 鍋に「鶏むねとズッキーニの梅煮」（200g）にだし汁（400ml）、しょうゆ（小さじ1）、塩（ひとつまみ）を合わせ、さっと煮る。器に盛り、大葉の粗みじん切り（1枚分）を散らす。

ズッキーニ

● 冷ます
● 潤い補給

ほてりやイライラ、寝つきの悪さや赤ら顔、腫れを伴うできもの、口内炎などは熱のサイン。ズッキーニは体にこもった熱を冷まし、体液を補ってくれます。

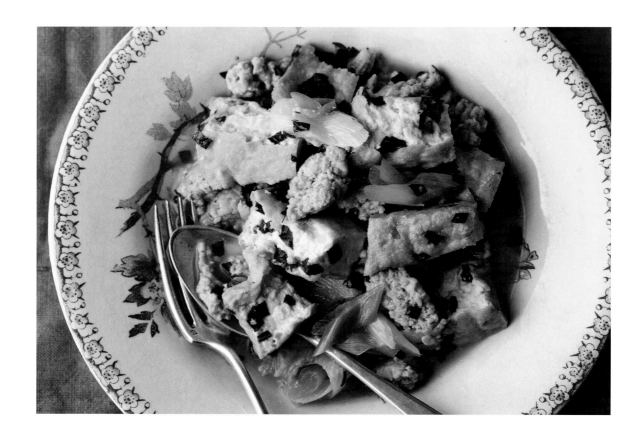

ジューシーな厚揚げに大葉の香りが◎

鶏ひき肉と厚揚げの
大葉みそ煮

寒くなってきたときの免疫力対策に
体を温める大葉が効果的

材料（2〜3人分）

鶏ひき肉（もも）……150g
厚揚げ……1枚
長ねぎ……1本
大葉……10枚
水……250ml
A
みそ……大さじ1と1/2
酒、みりん……各大さじ1
しょうゆ……小さじ1

1. 長ねぎは斜め1cm幅に切る。大葉は粗みじん切りにする。厚揚げは熱湯をかけて油抜きし、あら熱をとって横半分に切り、ひと口大にちぎる。

2. 鍋に水、鶏ひき肉を入れて中火にかける。アクが出たら除き、鶏ひき肉の色が変わってきたら厚揚げ、長ねぎ、Aを加え、煮立ったらふたをして弱めの中火で7分煮る。仕上げに大葉を加え、さっと煮る。

大葉
● **免疫力アップ**
● **温める**

大葉は体を温め、冷えからくる風邪に効く生薬としても使われています。病気の原因から体を守る食材として、冷えが気になる人や気温が下がり始めたときは特に取り入れてみてください。

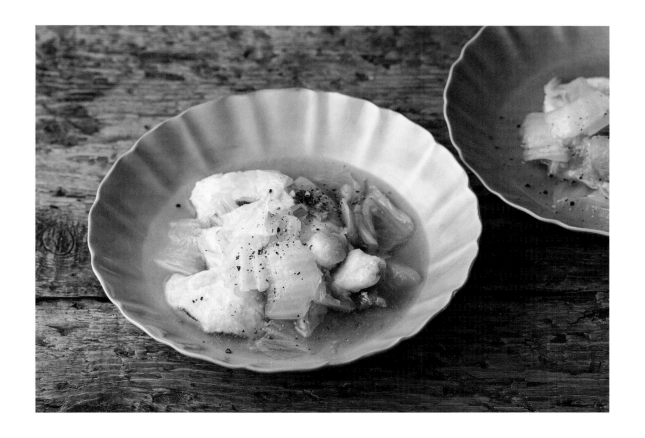

ゆずこしょうの辛みがアクセント

24

鶏むねと白菜の
ゆずこしょう煮

最近、食べすぎかなと思ったら
白菜の煮ものでむくみを解消

材料（2～3人分）

鶏むね肉……1枚（250g）
塩……適量
片栗粉……小さじ2
白菜……1/8個（250g）
しょうが……1かけ

A
| だし汁……300ml
| 酒……大さじ1
| しょうゆ……小さじ1
| ゆずこしょう
| ……少々～小さじ1/4

サラダ油……小さじ1
粗びき黒こしょう……適量

1. 白菜は軸を2cm幅のそぎ切りに、葉はざく切りにする。しょうがはみじん切りにする。鶏肉は皮があれば除いて縦半分に切り、1.5cm厚さのそぎ切りにする。塩をふり、片栗粉をまぶす。

2. フライパンにサラダ油を中火で熱し、鶏肉を両面の色が変わるまで焼き、取り出す。

3. 2のフライパンに、白菜、しょうがを入れて炒める。白菜の葉がしんなりしたら、Aを加え、煮立ったらふたをして弱火で10分煮る。鶏肉を戻し入れ、ふたをして弱めの中火で3分煮る。器に盛り、粗びき黒こしょうをふる。

白菜

● 水分代謝
● 消化力アップ

白菜には利尿作用があり、お通じの巡りも整えるので、食べすぎによるむくみなどが気になるときに、ぜひ試してほしい食材です。

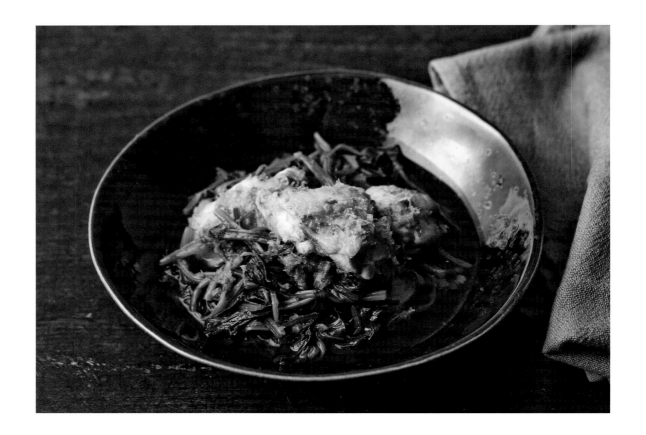

相性のいいほうれん草とおかかに、鶏を加えてボリュームアップ

鶏とほうれん草の
おかかじょうゆ煮

材料（2〜3人分）

鶏もも肉……1枚（300g）
塩、こしょう……各適量
ほうれん草……1束
かつお節……5g
A｜ 水……150ml
　｜ 酒、しょうゆ、みりん
　｜ ……各大さじ1
サラダ油……小さじ1

1. 鍋に湯を沸かし、ほうれん草をしんなりするまでゆでる。冷水にとってざるにあげ、水けをよく絞る。

2. 1のほうれん草は根元を落とし、5cm長さに切る。鶏肉は余分な脂身を切り落とし、ひと口大に切り、塩、こしょうをふる。

3. フライパンにサラダ油を中火で熱し、鶏肉を皮面から入れる。焼き色がついたら裏返し、A、ほうれん草、かつお節を加える。煮立ったらふたをして弱めの中火で4分煮る。

ほうれん草

● 潤い補給
● 血流・血量改善

ほうれん草は血を作るとされ、貧血の方におすすめ。血が不足すると、肌ツヤや髪、爪の丈夫さなどが低下し、足がつるなども起こります。慢性的になると精神不安や思考力の低下などにもつながります。

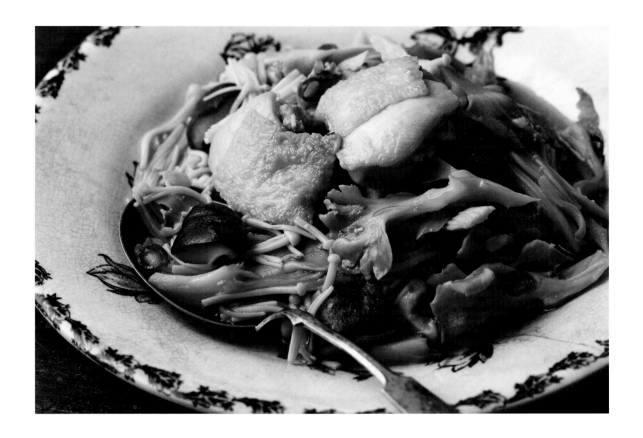

きのこのうまみにほのかな酸味がうれしい

26 鶏ときのこの すっぱ煮

アンチエイジングにおすすめの「黒い食材」をしいたけで

材料（2〜3人分）

鶏もも肉……1枚（300g）
塩……適量
えのきたけ……1袋
しいたけ……4枚
まいたけ……1株（100g）
赤とうがらしの小口切り……1本分
A │ 水……50ml
　 │ しょうゆ……大さじ1と1/2
　 │ 酢、酒、みりん……各大さじ1
ごま油……大さじ1/2

1. えのきたけは根元を切り落とし、長さを半分に切る。しいたけは軸を落とし、縦4つ割りにする。まいたけは食べやすい大きさにほぐす。鶏肉は余分な脂身を切り落とし、ひと口大に切って塩をふる。

2. フライパンにごま油を熱し、鶏肉を皮面から入れて中火で焼く。焼き色がついたら裏返し、えのき、しいたけ、まいたけ、赤とうがらしを広げてのせ、**A**を回し入れる。

3. 煮立ったらふたをして弱めの中火で7分煮る。ふたを取り、さらに中火で2〜3分煮詰める。

しいたけ

● アンチエイジング
● エネルギー補給

しいたけのほか、黒ごまや昆布やひじきなど色の黒い食材は、老化防止や性ホルモンの要となる「腎」に有効とされています。足腰や髪、耳、骨や歯など、加齢とともに悩みの増える部位へのケアになります。

睡眠不足でイライラが募るなら
もやしたっぷりのごまみそ煮をどうぞ

材料（2〜3人分）

豚バラ薄切り肉しゃぶしゃぶ用……150g
緑豆もやし……1袋（200g）
小松菜……1/2束（100g）

A
| 水……100ml
| しょうがのすりおろし……小さじ1
| にんにくのすりおろし……小さじ1/2
| 酒……大さじ1
| みそ、オイスターソース……各小さじ2
| しょうゆ……小さじ1
| 鶏がらスープの素（顆粒）
| ……小さじ1/2

豆乳（無調整）……100ml
白すりごま……大さじ2
ごま油……大さじ1/2
ラー油……適量

1. もやしはひげ根を取る。小松菜は
   4cm長さに切る。豚肉は食べやすい
   大きさに切る。

2. フライパンにごま油を中火で熱し、豚
   肉を炒める。8割ほど色が変わったら、
   もやし、小松菜を加えて炒め合わせ
   る。しんなりしたら**A**を加え、煮立った
   ら中火で3分煮る。

3. 火を止めて、豆乳、白すりごまを加え
   る。沸騰させないように温め、器に
   盛ってラー油をかける。

Arrange recipe

担々あえ麺

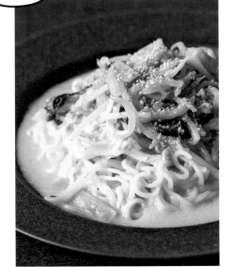

［1人分］「豚ともやしの担々ごまみそ煮」
（半量／汁：100g、具：150g）で、ゆで
て湯をきった中華麺（1玉）をあえる。
好みで白すりごまを散らす。

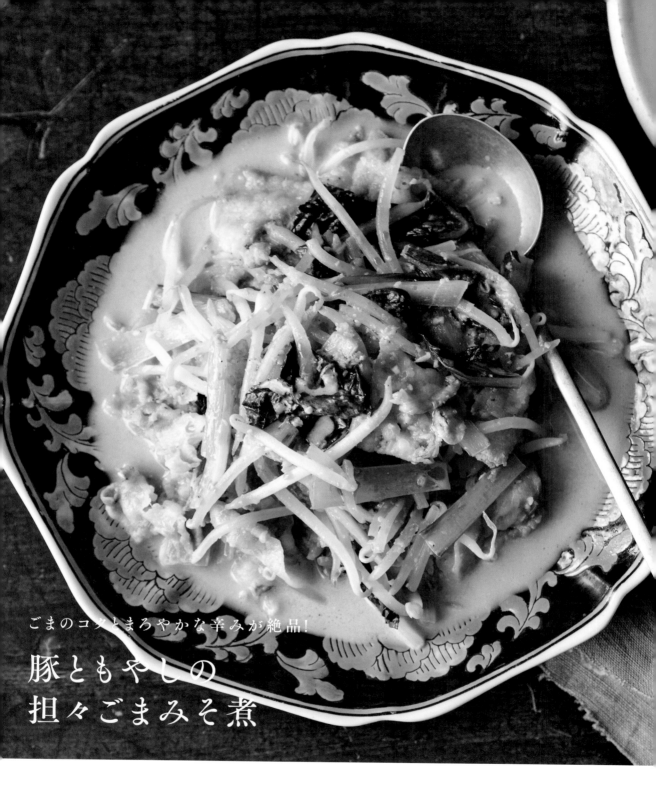

ごまのコクとまろやかな辛みが絶品!

豚ともやしの
担々ごまみそ煮

緑豆もやし

● 冷ます
● 水分代謝

もやしは余分な熱を冷まし、水分代謝を促します。熱は、気温が高いときだけでなく、味の濃い食事が多いときや睡眠不足でも体にこもりがちに。イライラやほてり、寝つきが悪くなるなどの原因にも。

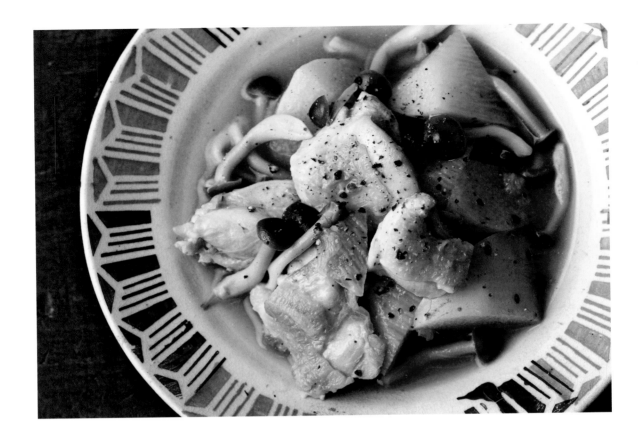

皮ごと煮た長いもの食感もごちそう

鶏と長いもの黒こしょう煮

なんだか体がだるいなと感じたら長いもからパワーをもらいましょう

材料（2〜3人分）

鶏もも肉……1枚（300g）
長いも……200g
しめじ……1/2株
にんにく……1かけ
A｜水……200ml
　｜酒、しょうゆ……各大さじ1
　｜オイスターソース……大さじ1/2
粗びき黒こしょう……適量
ごま油……小さじ1

1. しめじは石づきを切り落としてほぐす。にんにくはみじん切りにする。長いもはひげ根を除き、皮つきのまま大きめの乱切りにする。鶏肉は余分な脂身を切り落とし、ひと口大に切る。

2. 鍋にごま油とにんにくを中火で熱し、鶏肉を皮面から入れる。焼き色がついたら裏返し、しめじ、長いもを加えて炒め合わせる。Aを加え、粗びき黒こしょうをふり、煮立ったら弱めの中火で8分煮る。器に盛り、好みでさらに粗びき黒こしょうをふる。

	長いも
	● エネルギー補給
	● 消化力アップ

長いもは滋養強壮の食材としてもなじみ深く、薬膳でもエネルギーを補う代表食材で、生薬としても使われています。疲労・倦怠感を感じるときには、メニューに取り入れてみましょう。

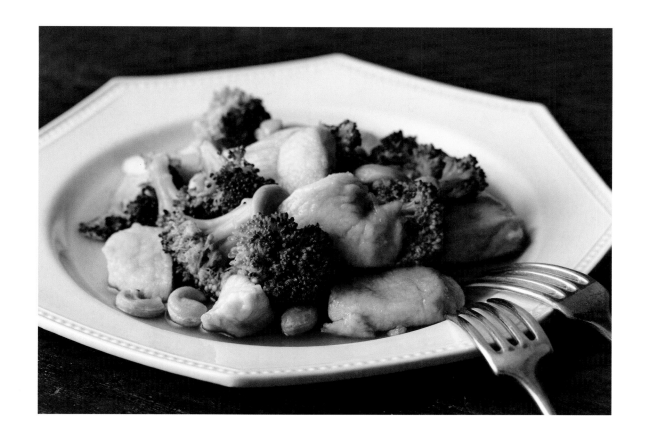

淡白な具材でもナッツのアクセントで香ばしく

29 鶏むねとブロッコリー、ナッツのオイスター煮

足腰の弱りが気になって来た人は ブロッコリーで体にパワーを補って

材料（2〜3人分）

鶏むね肉……1枚（250g）
塩……適量
片栗粉……小さじ2
ブロッコリー……1株（350g）
カシューナッツ……50g
A｜水……200ml
　｜オイスターソース
　｜……大さじ1と1/2
ごま油……大さじ1

1. ブロッコリーは小房に分ける。鶏肉は皮があれば除き、縦半分に切って1.5cm幅のそぎ切りにする。鶏肉に塩をふり、片栗粉をまぶす。

2. フライパンにごま油を中火で熱し、鶏肉を両面の色が変わるまで焼き、取り出す。

3. 2のフライパンに、ブロッコリー、Aを入れ、煮立ったらふたをして弱めの中火で5分煮る。鶏肉とカシューナッツを加えて中火で3分、時折混ぜながら煮る。

ブロッコリー

● アンチエイジング
● 消化力アップ

ブロッコリーは老化や性ホルモンを司るとされる「腎」によいとされています。また、体を強く保つ働きもあるので、加齢とともに足腰の弱りなどを感じるときにも食べておきたい食材です。

材料（2〜3人分）

豚ロース薄切り肉
しゃぶしゃぶ用……150g
レタス……1/2玉（250g）
卵……2個
酒……大さじ1

A
| 水……300ml
| 酢、オイスターソース
| ……各小さじ2
| しょうゆ、しょうがのすりおろし
| ……各小さじ1
| 鶏がらスープの素（顆粒）
| ……小さじ1/2

片栗粉……大さじ1（同量の水で溶く）
こしょう、ラー油……各適量
ごま油……大さじ1/2

1. レタスは食べやすい大きさにちぎる。卵は溶いておく。豚肉は食べやすい大きさに切る。

2. フライパンにごま油を中火で熱し、豚肉を炒める。色が変わったら酒をふり、Aを加えて煮立てる。火を止めて、水溶き片栗粉を回し入れる。すばやく混ぜて強めの中火にかけ、とろみをつける。煮立ったら溶き卵を回し入れる。

3. 卵が固まってきたらレタスをのせ、ふたをして中火で2分ほどしんなりするまで煮る。こしょうで味を調え、器に盛ってラー油をかける。

	レタス
●	冷ます
●	水分代謝

レタスは体にこもった熱を冷まし、水分代謝も促してくれます。食べすぎや味の濃い食事などは、体に熱と湿気がこもりやすい原因になります。

材料（2〜3人分）

豚バラ薄切り肉……150g
えび（殻付き）……6尾
白菜……200g
にんじん……1/3本
黒きくらげ（乾燥）……6g
しょうが……1かけ
うずらの卵（水煮）……6個
片栗粉……大さじ1（同量の水で溶く）

A
| 水……150ml
| しょうゆ……小さじ2
| 鶏がらスープの素（顆粒）
| ……小さじ1/2

塩、こしょう……各適量
ごま油……大さじ1

1. 白菜は芯を2cm幅のそぎ切り、葉をざく切りにする。にんじんは4cm長さの短冊切りにする。黒きくらげは袋の表示通りに水でもどし、かたい部分は取り除く。しょうがはみじん切りにする。豚肉は4cm長さに切る。えびは殻と尾をむき、包丁で背に切り込みを入れて背ワタを除く。片栗粉、塩（各適量・分量外）をまぶし、水を何度か替えて洗い、キッチンペーパーで水けをふき取る。

2. フライパンにごま油を熱し、豚肉、えび、しょうがを炒める。豚肉の色が変わったら白菜、にんじん、黒きくらげを加えて炒め合わせる。Aを加え、煮立ったらふたをして弱めの中火で7分煮る。

3. 火を止め、水溶き片栗粉を回し入れる。すばやく混ぜてうずらの卵を加え、混ぜながら中火で1〜2分煮立たせる。塩、こしょうで味を調える。

	えび
●	温める
●	アンチエイジング

体温を高く保つことも「気」の働きのひとつ。年齢を重ねるとともに、「気」が不足することで冷えやすくなってきます。慢性的な冷えや、冷えとともに足腰、関節などが痛みやすい人に特におすすめです。

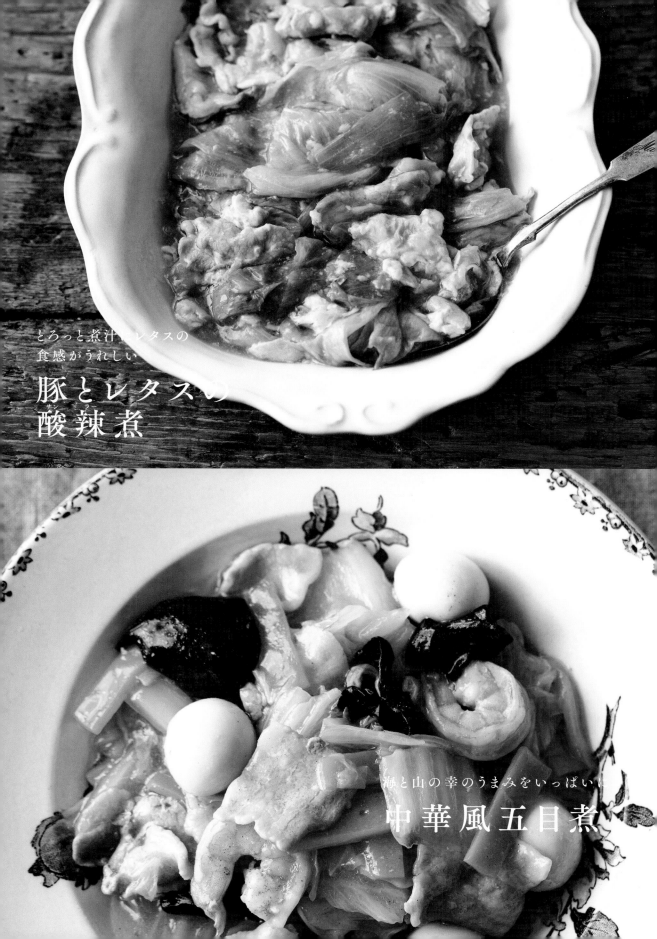

とろっと煮汁とレタスの
食感がうれしい

豚とレタスの
酸辣煮

海と山の幸のうまみをいっぱいに

中華風五目煮

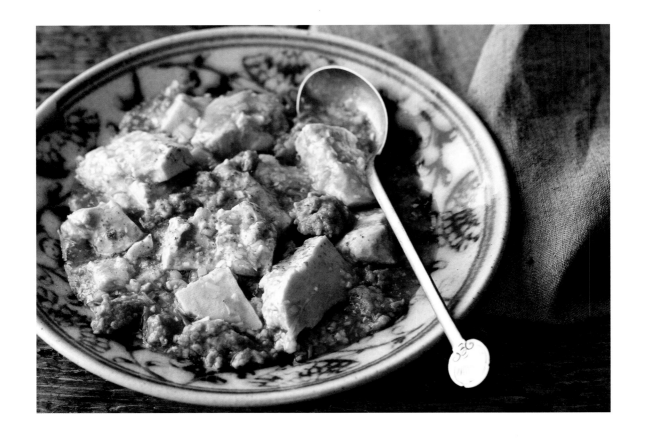

ちぎって入れた豆腐の食感でおいしさUP！

くずし豆腐の麻婆豆腐

材料（2〜3人分）

豚ひき肉……150g
木綿豆腐……1丁（350g）
長ねぎ……1/2本
にんにく、しょうが……各1かけ
豆板醤……小さじ1/3〜1/2
A 水……200ml
　 オイスターソース……大さじ1
　 みそ……小さじ2
　 しょうゆ……小さじ1
片栗粉……小さじ2（倍量の水で溶く）
ごま油……大さじ1
花椒、ラー油（好みで）
……各適量

1. 長ねぎ、にんにく、しょうがはみじん切りにする。**A**は合わせておく。

2. フライパンにごま油、にんにく、しょうが、豆板醤を入れて中火にかける。香りが出てきたら豚ひき肉を加え、あまり触らずに塊が残るよう焼き付ける。

3. ひき肉の色が変わり、少し焼き色がついたら**A**を加えて煮立てる。木綿豆腐を食べやすい大きさにちぎりながら加える。煮立ったら中火で3分煮る。

4. 火を止めて、水溶き片栗粉を回しかける。フライパンを大きくゆすりながらすばやくなじませ、強火にかける。長ねぎを加え、30秒〜1分ほど焼き付ける。器に盛り、好みで花椒やラー油をかける。

32

肌の乾燥が気になる季節に豆腐と豚肉たっぷりの麻婆豆腐を

豆腐

● エネルギー補給
● 潤い補給

豆腐は「気」を補い、体液を作って体の潤いを守ってくれる食材です。肌の乾燥が気になるときにぜひ。麻婆豆腐に使った豚肉も潤いを補給する食材なので、より効果的な組み合わせになります。

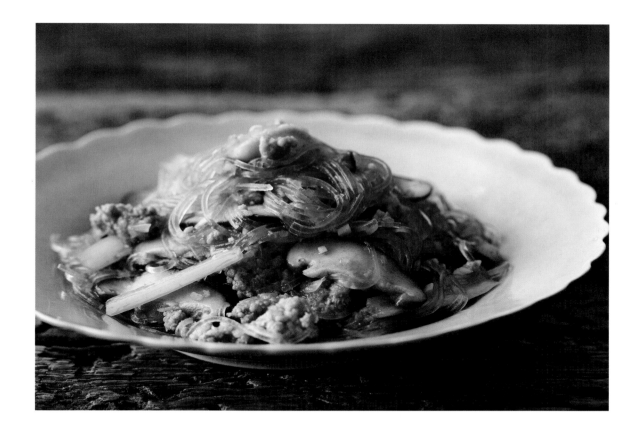

うまみと辛みを春雨に閉じこめて

33 麻婆春雨

むくみやほてりが気になるときは
つるんと食べられる春雨が最適

材料（2～3人分）

豚ひき肉……100g
緑豆春雨……50g
しいたけ……2枚
小松菜……1/2束（100g）
長ねぎ……1/2本
にんにく、しょうが……各1かけ
豆板醤……小さじ1/3～1/2

A | 水……300ml
トマトケチャップ……大さじ1と1/2
オイスターソース……大さじ1
しょうゆ……小さじ1

ごま油……大さじ1

1. しいたけは軸を切り落とし、笠は薄切りにする。小松菜は4cm長さに切る。長ねぎ、しょうが、にんにくはみじん切りにする。春雨はさっと濡らし、キッチンばさみで長さを半分にする。Aは合わせておく。

2. フライパンにごま油、にんにく、しょうが、豆板醤を弱火で熱し、香りが出てきたら豚ひき肉を加え、あまり触らずにぽろぽろになるまで中火で炒める。しいたけを加えて炒め合わせる。

3. Aと春雨を加え、煮立ったらふたをして弱火で5分煮る。ふたを取り、小松菜、長ねぎを加え、煮汁が少なくなるまで混ぜながら中火で5～6分煮詰める。

緑豆春雨

● 冷ます
● 水分代謝

原料となる緑豆は、中国や台湾でも暑気払いの定番食材。日本の梅雨から夏にかけてと同じように湿気が多く暑い時季に、体の余分な熱を冷ましながら湿気を逃がすためによく食べられています。

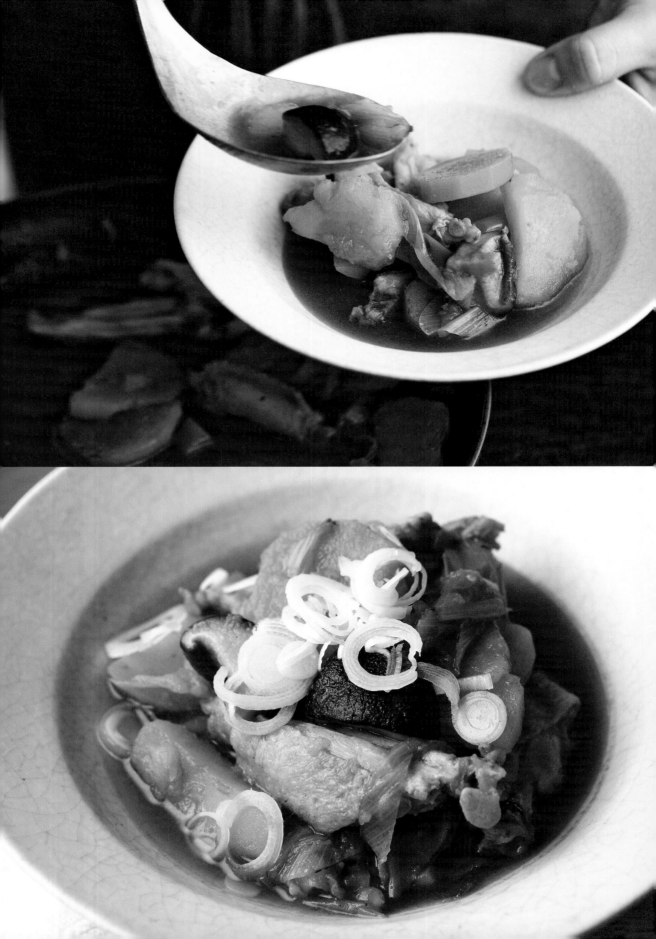

34

やさしい辛さの韓国風肉じゃが

タットリタン風鶏スペアリブの煮込み

慢性の便秘に悩んでいるなら
ほくほくのじゃがいもがおすすめ

材料（2〜3人分）

鶏スペアリブ……10本
じゃがいも……2個
にんじん……1/2本
しいたけ……3枚
長ねぎ……1本

A
- 水……300ml
- しょうがのすりおろし……小さじ1/2
- にんにくのすりおろし……小さじ1/4
- コチュジャン……大さじ1と1/2
- 酒、しょうゆ……各大さじ1
- 一味とうがらし……少々

ごま油……大さじ1

1. じゃがいもは1cm幅の半月切りにする。にんじんは1cm幅の輪切りにする。しいたけは軸を落として笠を4つ割りにする。長ねぎは1/3本を小口切り、残りは1cm幅の斜め切りにする。

2. フライパンにごま油を強めの中火で熱し、鶏スペアリブを皮面から入れる。こんがりと焼き色がついたら、小口切りにした長ねぎ以外の**1**を加えて炒める。

3. じゃがいもの表面が透き通ってきたら**A**を加え、煮立ったらふたをして弱めの中火で10分煮る。器に盛り、**1**の小口切りにした長ねぎを散らす。

Arrange recipe

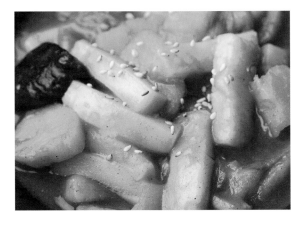

トッポギ風

[1人分]「タットリタン風鶏スペアリブの煮込み」の煮汁（100g）と具材（鶏肉は骨を除く・200g）、砂糖（小さじ1/2）、しょうゆ（小さじ1/4）を鍋に合わせる。1cm角の棒状に切った切り餅（2個）を加え、煮立ったら弱めの中火で1〜2分、餅がやわらかくなるまで加熱する。仕上げに白いりごまをふる。

じゃがいも

- 消化力アップ
- エネルギー補給

じゃがいもをはじめとするいも類は、おなかの調子を整えて消化の力を強め、エネルギーを補います。季節に関係なく、慢性的に腸の巡りに悩みがある人は、エネルギー不足も原因として考えられます。

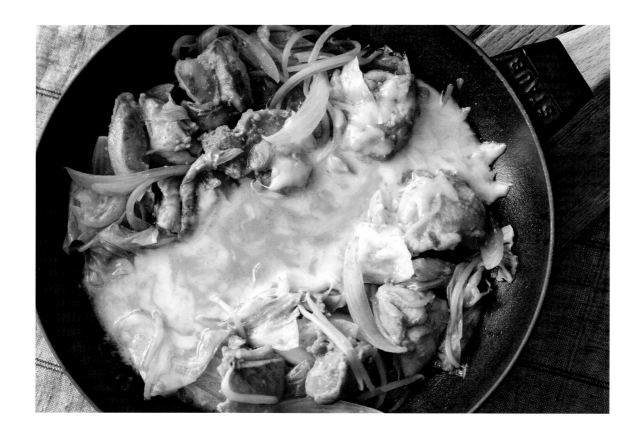

具材はチーズをからめながら召し上がれ

タッカルビ風チーズ煮込み

むくみや二日酔いが気になった日は
もやしを食べてデトックス

材料（2〜3人分）

鶏もも肉……1枚（300g）

A
｜コチュジャン、みそ、ごま油
　……各大さじ1
｜しょうゆ、砂糖
　……各大さじ1/2
｜にんにくのすりおろし、
｜しょうがのすりおろし
　……各1かけ分

キャベツ……150g

緑豆もやし……1/2袋

玉ねぎ……1/4個

ピザ用チーズ……80g

水……大さじ2

1. キャベツはひと口大のざく切りにする。もやしはひげ根を取る。玉ねぎは4等分のくし形切りにする。鶏肉は余分な脂身を切り落とし、ひと口大に切る。ボウルにAを合わせ、鶏肉を加えてもみ込む。

2. フライパンを強めの中火で熱し、鶏肉を皮面から入れる。キャベツ、玉ねぎ、もやしをのせ、ふたをして中火で3分蒸し焼きにする。鶏肉にもみ込んで残ったAに水大さじ2を加えて混ぜ合わせておく。

3. 具全体をさっと混ぜ、2で水と合わせたAを加え、ふたをして弱めの中火で5分煮る。具材を左右に分けてまん中を空け、中央にチーズを加える。ふたをして弱火でチーズが溶けるまで加熱する。

緑豆もやし

● 冷ます
● 水分代謝

身近で流通量も多い緑豆もやしは熱を取り、デトックスをしてくれる食材です。利尿作用もあり、水分代謝を促してくれるので、むくみが気になるときや二日酔いの日など、体をすっきりさせたいときにどうぞ。

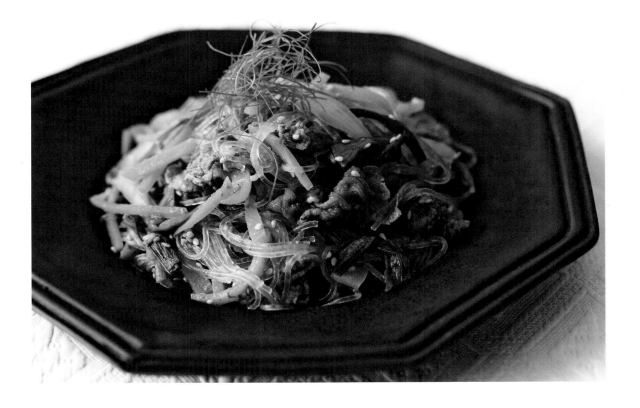

甘辛の牛肉と春雨がおいしい、韓国の炒め煮

36 チャプチェ

慢性的な冷えに悩んでいるなら
にらのレパートリーを増やして

材料（2〜3人分）

牛切り落とし肉……150g
にら……1/3束
にんじん……1/3本
玉ねぎ……1/4個
黄パプリカ……1/4個
緑豆春雨……50g
白いりごま……小さじ2

A｜
水……200ml
にんにくのみじん切り
……1かけ分
しょうゆ……大さじ1と1/2
砂糖……大さじ1
ごま油……大さじ1/2

糸とうがらし（好みで）……適量

1. にらは4cm長さに切る。にんじんは細切り、玉ねぎは4等分のくし形切り、黄パプリカは斜め薄切りにする。緑豆春雨はさっと濡らし、キッチンばさみで長さを半分に切る。牛肉は食べやすい大きさに切る。

2. フライパンに**A**を入れて混ぜ合わせ、春雨、玉ねぎ、にんじん、牛肉を広げて入れる。火にかけ、煮立ったらふたをして弱めの中火で5分煮る。

3. ふたを取り、にらとパプリカ、白いりごまを加え、煮汁が少なくなるまで炒め煮にする。器に盛って好みで糸とうがらしをのせる。

にら	
● 温める	
● アンチエイジング	

にらは体を温める代表食材。じんわりと温めてくれるので、慢性的な冷えに悩む方にぴったり。また、老化と関係の深い「腎」を強めるアンチエイジング食材でもあり、寒い時季に足腰や関節が痛みやすい方にも。

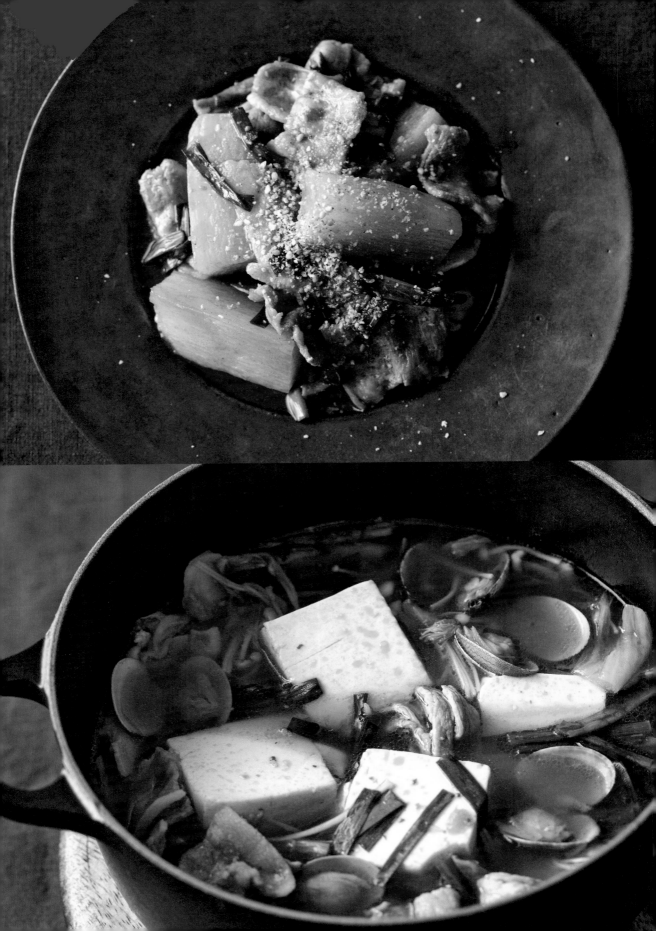

37

大きな長いもに味がしっかり染み込んだ

豚と長いものコチュジャン煮

材料（2〜3人分）

豚バラ薄切り肉……150g
長いも……300g
細ねぎ ……4〜5本
にんにく……1かけ
A｜水……100ml
　｜コチュジャン
　｜　……大さじ1と1/2
　｜しょうゆ、酢……各小さじ1
　｜砂糖……小さじ1/2
ごま油……大さじ1/2
白すりごま……適量

1. 細ねぎは4cm長さに切る。長いもは長さを2等分にし、縦6つ割りにする。にんにくはみじん切りにする。豚肉は食べやすい大きさに切る。

2. フライパンにごま油とにんにくを中火で熱し、豚肉を炒める。半分ほど色が変わったら長いもを加えてさっと炒め合わせ、Aを加える。

3. 煮立ったらふたをして、弱めの中火で10分煮る。細ねぎを加え、さっと煮て器に盛る。白すりごまをふる。

長いも
● エネルギー補給
● 免疫力アップ

長いもは「山薬（さんやく）」と呼ばれ、生薬としても使われており、エネルギーを補い、免疫力と深い関わりのある「肺」を潤す力もあるので、風邪を引きやすい時季や虚弱体質の人に、食べてほしい食材です。

38

豚とあさりのおいしさが詰まった、辛うま豆腐鍋

豚とえのきのスンドゥブチゲ

材料（2〜3人分）

豚バラ薄切り肉……150g
あさり（砂抜きをする）……200g
えのきたけ……1/2袋
にら ……1/3束
絹ごし豆腐……1/2丁（175g）
にんにく、しょうが……各1かけ
白菜キムチ……100g
酒……50ml
A｜水……500ml
　｜しょうゆ、みそ……各大さじ1
ごま油……大さじ1

1. えのきたけは根元を切り落とし、長さを半分に切る。にらは4cm長さに切る。絹ごし豆腐は縦横半分に切る。にんにく、しょうがはみじん切りにする。豚肉は4cm長さに切る。

2. 鍋にごま油、にんにく、しょうがを中火で熱し、豚肉を炒める。半分ほど色が変わったら、白菜キムチ、えのきを加えてしんなりするまで炒める。

3. あさりを加えて酒を回しかけ、煮立ったらふたをして中火で2〜3分、あさりの殻がすべて開くまで加熱する。

4. 豆腐、にら、Aを加え、煮立ったら中火で3分煮る。

えのきたけ
● 水分代謝
● 消化力アップ

えのきは体内の余分な水分を逃がし、腸の巡りもよくしてくれます。食べすぎたときや、むくみや便秘など巡りが滞っているときにぜひ食べてください。

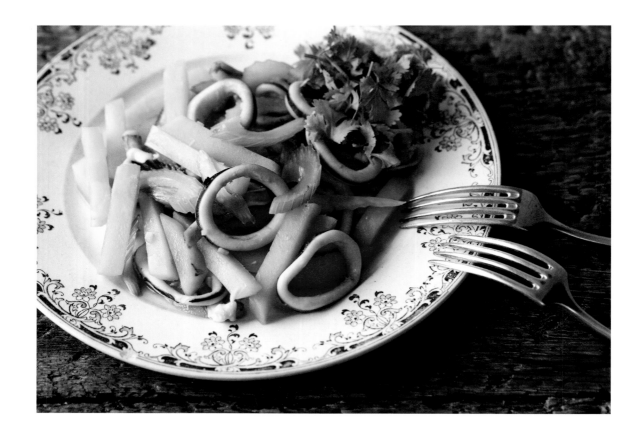

魚介のうまみにバターでコクをプラス

いかとじゃがいもの
ナンプラーバター煮

材料（2〜3人分）

いか……1ぱい（200g）
じゃがいも……1個
セロリ……1本
にんにく……1かけ

| **A** | 水……100ml
ナンプラー……大さじ1
砂糖……小さじ1/2 |

バター……10g
パクチーのざく切り……適量

1. じゃがいもは7mm角の棒状に切る。セロリは筋を取り、3mm幅の斜め薄切りにする。にんにくはみじん切りにする。いかの胴はワタと骨を除き、1cm幅の輪切りにする。足はくちばしを除き、長さを半分に切る。

2. フライパンにバターとにんにくを中火で熱し、じゃがいもとセロリを炒める。じゃがいもの表面が透き通ってきたら、いかを加えてさっと炒め、**A**を加える。

3. 煮立ったらふたをして、弱めの中火で4〜5分、じゃがいもがやわらかくなるまで煮る。器に盛り、パクチーを添える。

いか

● 血流・血量改善
● 潤い補給

いかは体液を作り、体の潤いを保つほか、血を作り、婦人科系の血の巡りを整えるので、なかなか月経周期の整わない方におすすめ。また男性にも、思考力の安定や水分不足の解消など役立つ効能が。

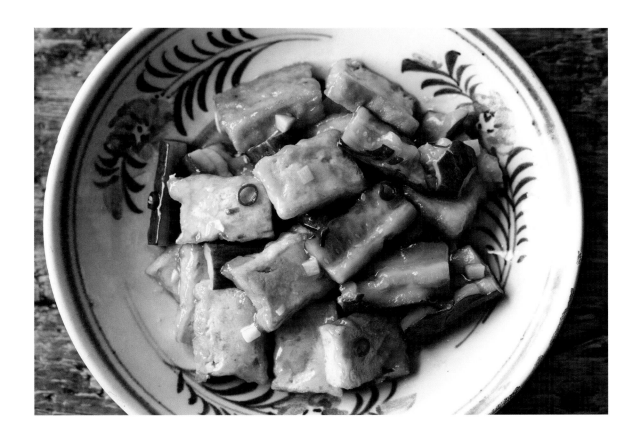

淡白な素材にうまみをたっぷり含ませて

40

厚揚げときゅうりの甘辛エスニック煮

汗をいっぱいかいたときは
きゅうりを煮込みにしてどうぞ

材料（2～3人分）

厚揚げ……2枚（400g）
片栗粉……大さじ1と1/2
きゅうり……2本
にんにく……1かけ
赤とうがらしの小口切り……1本分
A┃水……150ml
　┃オイスターソース……小さじ4
　┃ナンプラー……大さじ1/2
　┃砂糖、レモン汁……各小さじ1
サラダ油……大さじ1と1/2

1. きゅうりは麺棒でたたき、長さを4等分にして手でちぎる。にんにくは粗みじん切りにする。厚揚げは熱湯をかけてあら熱をとり、キッチンペーパーで水けをふき取る。横半分に切ってから1cm幅に切り、片栗粉をまぶす。

2. フライパンにサラダ油を強めの中火で熱し、厚揚げを並べて軽く焼き色がつくまで焼く。きゅうり、にんにく、赤とうがらしを加えて炒め合わせる。

3. Aを加え、煮立ったら中火で時折混ぜながら5分煮る。

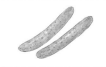

きゅうり

● 冷ます
● 潤い補給

きゅうりは熱を冷まします。ほてりや赤ら顔、腫れを伴うできものなどは熱が原因とされるので、そんなときにもおすすめ。また水分も補ってくれるので、発熱時やスポーツなどで汗をかいたときにも。

調味料の薬膳効能

薬膳の観点では、食材だけではなく、調味料にもさまざまな効能があります。

毎日使うものだからこそ、その効能を知って献立作りに生かしてください。

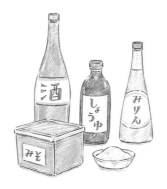

塩（天然塩）

● 冷ます
● 消化力アップ

塩は熱によるのどの渇きを癒やしたり、解毒（デトックス）の力があるとされていて、熱をもった腫れものなどを改善してくれます。薬膳効果のためにも、味の面でも、海水や岩塩から作られたミネラルの豊富なものがおすすめです。

しょうゆ

● 冷ます
● 精神安定

しょうゆは余分な熱を冷ます働きがあります。また、心煩（しんはん）という、胸がもやもやとして落ち着かない状態にもよいとされています。熱っぽいときや不安なとき、気持ちが興奮しているときなどに、それらを冷ましてくれます。

みそ

● エネルギー補給
● 消化力アップ

みそは「気」を補い、また消化や栄養素運搬の要とされる「脾」をすこやかに保つ調味料です。「脾」がすこやかになると元気が出るので、疲労・倦怠感があったり食欲がないときは、献立にみそ汁をプラスするなどしてみましょう。

酢

● 血流・血量改善
● 消化力アップ

酢は「血」の巡りをスムーズにし、消化を助けてくれます。消化不良や食欲がないとき、胃もたれのほか、むくみなどにもよいとされています。食欲がないときは、酢を使った料理を試してみるとよいでしょう。

酒

● 温める
● 精神安定

酒は体を温めて全身の巡りをよくし、また「気」の流れも整えるので精神の安定にもよいとされています。関節痛や筋肉のこわばり、冷え症にもおすすめです。寒い時季には欠かせない調味料といえそうです。

みりん

● 温める
● 消化力アップ

みりんは体を温め、消化や栄養素運搬の要とされる「脾」をすこやかに保ちます。「脾」が弱まることからくる食欲不振や、重だるくてやる気の出にくいときに役立てたい調味料。「本みりん」と表示されているものを使ってください。

きび砂糖

● 消化力アップ
● 潤い補給

糖類は共通して体を乾燥から守ります。きび砂糖は嘔吐など胃の内容物が逆流する動きを落ち着かせ、消化の流れを整えます。「肺」が乾燥すると起こる、咳や口の乾きにもおすすめです。ミネラル豊富でコクのある甘さが特徴です。

白砂糖

● エネルギー補給
● 潤い補給

白砂糖は「気」を補うので、エネルギーがほしいときに。また、きび砂糖同様、体を乾燥から守るので、咳や口の乾きにもおすすめです。料理に使う場合は、きび砂糖に比べてはっきりした甘さが感じられる仕上がりになります。

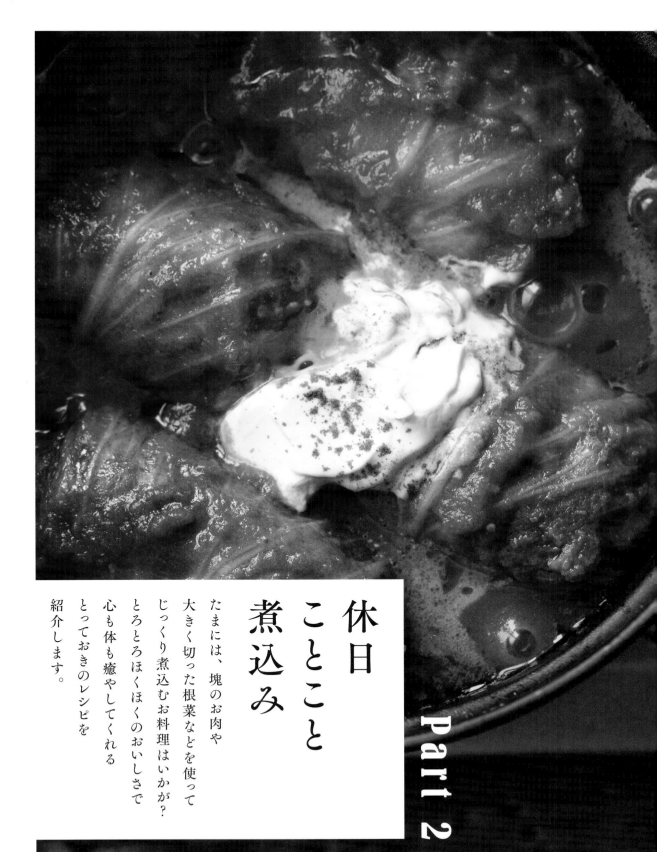

休日ことこと煮込み

Part 2

たまには、塊のお肉や
大きく切った根菜などを使って
じっくり煮込むお料理はいかが?
とろとろほくほくのおいしさで
心も体も癒やしてくれる
とっておきのレシピを
紹介します。

肌の乾燥や小じわが気になったら
体の内側から潤い補給を

材料（2～3人分）

豚こま切れ肉……200g
塩、粗びき黒こしょう……各適量
トマト……2個（400g）
玉ねぎ……1/2個
赤パプリカ……1/2個
なす……2本
ズッキーニ……1/2本
にんにく……1かけ
塩……小さじ2/3
酢……小さじ1
パプリカパウダー……小さじ1
オリーブオイル……大さじ1/2

1. トマト、玉ねぎ、赤パプリカは2cm大に切る。なす、ズッキーニは1cm幅の半月切りにする。にんにくはみじん切りにする。豚肉は食べやすい大きさに切り、塩、粗びき黒こしょうをふる。

2. 鍋にオリーブオイルを熱し、豚肉を炒める。豚肉の色が変わったら、玉ねぎ、パプリカ、にんにくを加えて炒める。玉ねぎが透き通ってきたら、トマト、なす、ズッキーニ、塩（小さじ2/3）、酢を加えて混ぜ、煮立ったらふたをして弱火で10分煮る。

3. ふたを取ってパプリカパウダーを加え、弱めの中火で時折混ぜながら10分煮る。

Arrange recipe

ドリア

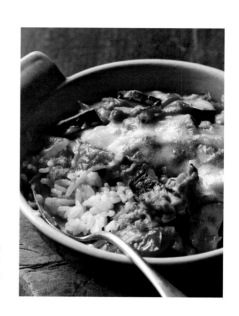

［1人分］耐熱の器にご飯（1杯分）をよそい、「豚と彩り野菜のトマト煮」（200g）をのせる。ピザ用チーズ（20g）を散らし、オーブントースターまたは240℃のオーブンで7～8分、焼き色がつくまで焼く。

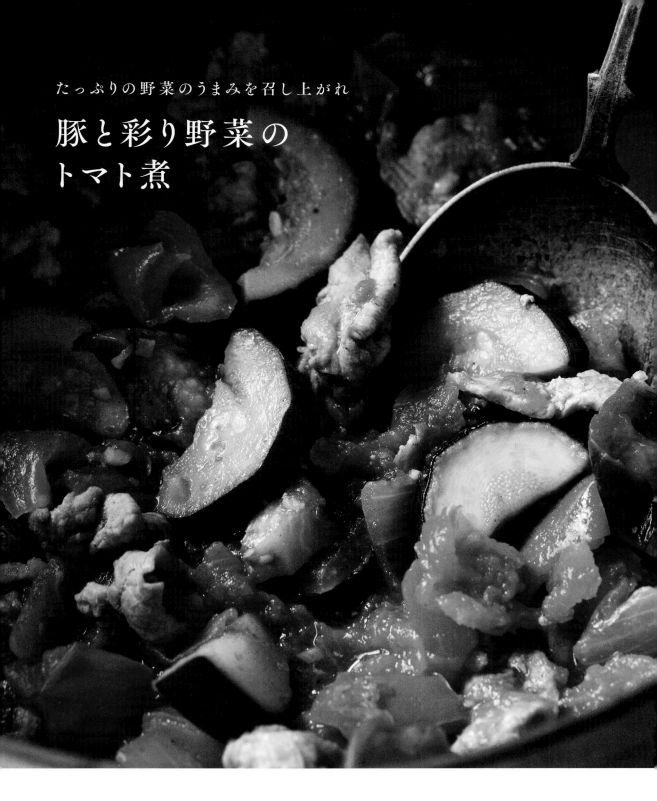

たっぷりの野菜のうまみを召し上がれ

豚と彩り野菜の
トマト煮

豚肉

● 潤い補給
● エネルギー補給

豚肉は肉類の中でも体を保湿するのによいとされています。特に空気が乾燥する季節や、皮膚の乾燥、のど、鼻などの乾きを感じる人にぴったりです。

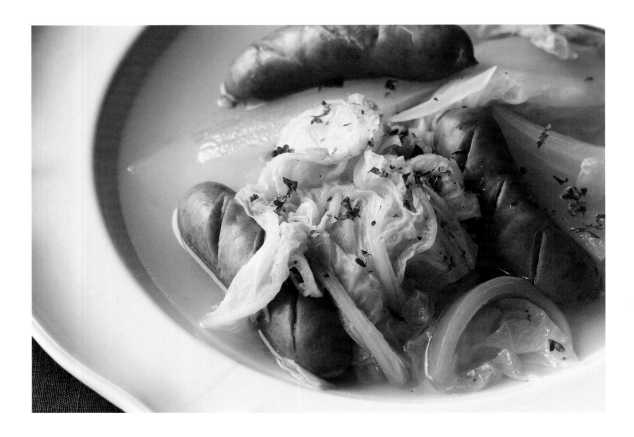

シンプルでやさしい味わいにほっとする

ソーセージと白菜のスープ煮

42

ほてりや便秘が気になるときには
やわらかく煮込んだ白菜を

材料（2〜3人分）

ウインナーソーセージ……6本
白菜……1/4個（500g）
玉ねぎ……1/4個

A
水……200ml
白ワイン……大さじ2
塩、洋風スープの素（顆粒）
……各小さじ1/2

パセリのみじん切り……適量

1. 白菜は縦半分に切り、長さを3等分にする。玉ねぎは4等分のくし形切りにする。ソーセージは斜めに3本切り込みを入れる。

2. 鍋にAを合わせて混ぜ、白菜、玉ねぎを敷き詰める。強火にかけ、煮立ったらふたをして弱めの中火で15分煮る。

3. ソーセージを加え、煮立ったらふたをしてさらに5分煮る。器に盛り、パセリを散らす。

白菜

● 消化力アップ
● 冷ます

白菜はお通じの巡りを改善し、水分代謝も促してくれます。ですので、便秘やむくみ、また食べすぎたときにもおすすめ。体の熱を落ち着かせるので、ほてりや口の乾きがあるときにも。

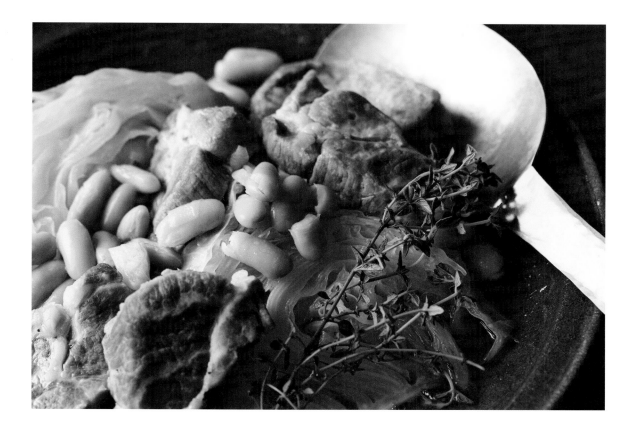

豚のうまみとキャベツの甘みをあっさり味で

43 塩豚とキャベツ、豆の煮込み

重だるいときは、キャベツの煮込みで体内の余計な水分をキャベツの煮込みで逃がしましょう

材料（2〜3人分）

豚肩ロース塊肉……500g
塩……小さじ2
キャベツ……1/4個
白いんげん豆水煮缶……150g
白ワイン……100ml
水……400ml
タイム……3本

1. 塩豚を作る。豚肉はキッチンペーパーで水けをふき、塩をまんべんなくすり込む。全体にぴっちりとラップをし、冷蔵庫でひと晩以上おく（塩豚は、この状態で4〜5日保存が可能）。

2. 1を2〜2.5cm幅に切る。キャベツは芯をつけたまま縦4つ割りにする。白いんげん豆水煮はさっと洗い、ざるにあげて水けをきる。

3. 鍋に2の塩豚、白ワインを入れて中火にかけ、1分ほど煮立たせる。キャベツ、水を加え、煮立ったらふたをして弱火で40分煮る。白いんげん豆、タイムを加え、ふたをしてさらに15分煮る。

キャベツ

● 水分代謝
● 消化力アップ

キャベツは体にたまった余分な水分の排出に働きます。水分がたまると、消化の力が弱まる原因にも。胃の調子も整えてくれるので、揚げもののつけ合わせのせん切りキャベツは、薬膳的にも理にかなっています。

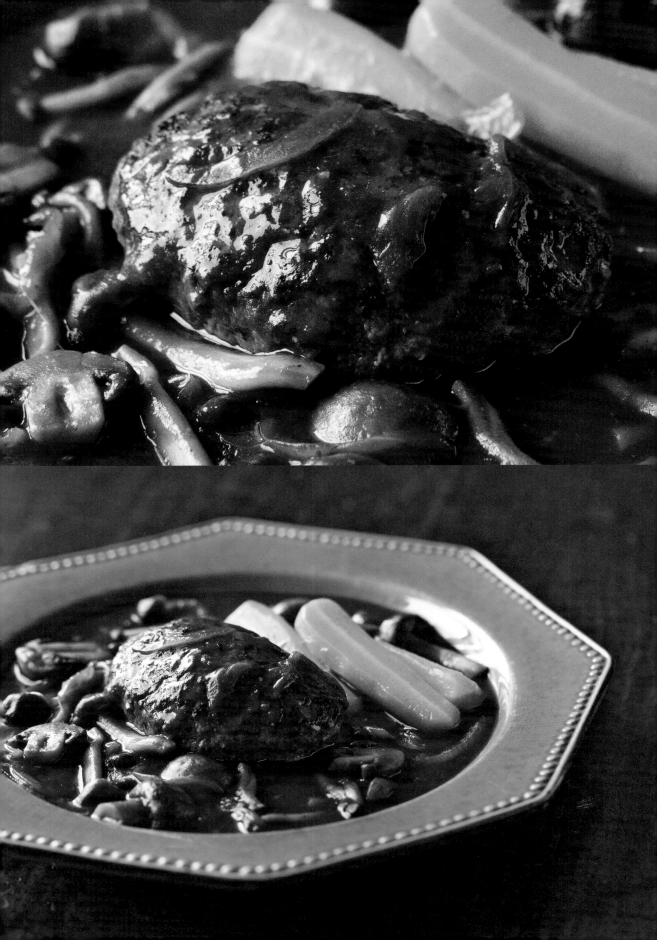

44

元気がほしいときは、肉汁まで味わえる煮込みハンバーグでお肉のパワーを

ハンバーグを煮すぎないのがジューシーさのカギ！

煮込みハンバーグ

材料（2人分）

[肉だね]
合いびき肉……200g
玉ねぎ……1/4個
A
パン粉……大さじ4
牛乳……大さじ2
卵……1個
塩……小さじ1/3
粗びき黒こしょう……適量
ナツメグ……小さじ1/4
オリーブオイル……小さじ2

[煮込みたれ]
玉ねぎ……1/4個
マッシュルーム
……1/2パック（50g）
しめじ……1/2パック（75g）
小麦粉……大さじ1/2
B
トマト水煮缶（ホール）
……1/2缶（200g）
赤ワイン……100ml
水……50ml
中濃ソース……大さじ2
トマトケチャップ……大さじ1
バター……10g

[つけ合わせ]
にんじんの甘煮
（レシピは下記参照）……適量

1. 玉ねぎは肉だね用の1/4個はみじん切り、煮込み用の1/4個は薄切りにする。卵を溶き、Aを合わせておく。マッシュルームは石づきを落として縦半分に切る。しめじは石づきを落としてほぐす。トマト水煮はフォークでつぶし、Bを合わせておく。

2. 肉だねを作る。フライパンにオリーブオイル（小さじ1）を熱し、みじん切りにした玉ねぎを透き通るまで炒めて冷ます。ボウルに合いびき肉、A、塩、粗びき黒こしょう、ナツメグを合わせ、肉が白っぽくなり、粘りが出るまでよく練る。炒めた玉ねぎを加えてよく混ぜる。ボウルにたたきつけるようにして空気を抜き、平らにならす。手にオリーブオイル（適量・分量外）を塗り、1/2量ずつ空気を抜きながら小判型に成形する。

3. フライパンにオリーブオイル（小さじ1）を熱し、2を入れて中央をへこませ、強めの中火で焼く。しっかり焼き色がついたら裏返し、同様に焼き色がついたら一度取り出す。

4. 3のフライパンに薄切りの玉ねぎ、マッシュルーム、しめじを入れて炒め、しんなりしたら火を止めて、小麦粉をふり入れる。粉っぽさがなくなるまで混ぜ、Bを加える。混ぜながら中火で30秒ほど煮立て、ふたをして弱火で20分煮る。

5. 3のハンバーグを戻し入れ、バターを加えてふたをし、弱火で6分煮る。器に盛って好みでつけ合わせを添える。

Side recipe

にんじんの甘煮

にんじん（1/2本）は縦6つ割りにし、面取りをする。鍋に水（500ml）、砂糖（大さじ1）、塩（小さじ1/2）を煮立て、にんじんを入れて中火で7〜8分ゆでる。ざるにあげて水けをきり、オリーブオイルであえる。

	合いびき肉	豚肉・牛肉ともに、薬膳では「気」を補う食材とされています。気が不足すると、疲労・倦怠感、やる気が出ない、疲れやすい、風邪を引きやすい、などの症状が表れます。
	● エネルギー補給	

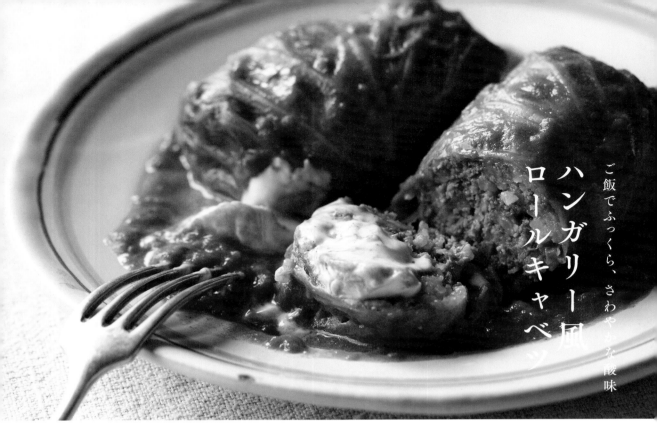

ご飯でふっくら、さわやかな酸味

ハンガリー風ロールキャベツ

筋力や丈夫な足腰を保ちたいなら肉も野菜も丸ごとロールキャベツで

材料（2人分）

合いびき肉……200g
キャベツ……大4枚
玉ねぎ……1/4個
ご飯（冷めたもの）……100g

A
卵……1個
パン粉……大さじ3

塩……小さじ1/4
粗びき黒こしょう……適量

B
トマト水煮缶（ホール）
……1缶（400g）
水……200ml
洋風スープの素（顆粒）
……小さじ1/2
塩……小さじ1/4

サワークリーム……20g
パプリカパウダー……小さじ1

1. 鍋に湯を沸かし、キャベツを巻きやすいやわらかさになるまで1分ほどゆでる。湯をきり、冷ます。玉ねぎはみじん切りにする。トマト水煮はフォークでつぶす。卵は溶いてパン粉と合わせておく。

2. ボウルに合いびき肉、A、塩、粗びき黒こしょうを合わせ、へらで肉が白っぽくなるまでよく練り混ぜる。玉ねぎ、ご飯を加えて均一になるまで混ぜる。

3. キャベツは軸が厚い場合は薄くそぐ。キャベツの軸を手前にしてまな板に置き、2の1/4量を軸の上に置く。きつくひと巻きしたら両端を内側に折りたたみ、最後まで巻く。巻き終わりをつまようじで縫うようにとめる。

4. 直径20cmほどの鍋にBを入れて混ぜ合わせ、3を巻き終わりを下にして入れる。煮立ったら落としぶたをし、さらにふたをして弱火で1時間煮る。

5. ふたと落としぶたを取り、サワークリーム、パプリカパウダーを加え、煮汁を回しかけながら中火で2～3分煮る。器に盛り、好みでサワークリームを添え、パプリカパウダーをふる（各適量・分量外）。

キャベツ

● アンチエイジング
● 消化力アップ

キャベツは、老化や性ホルモンを司る「腎」によいとされています。「腎」が弱まると足腰の痛みや髪、歯、筋力の衰えに影響がでてきます。

丸ごとグリーンオリーブが目にもおいしい

鶏とオリーブの白ワイン煮

46

これを食べてぐっすり眠って
のどの調子が気になる日は

材料（2〜3人分）

鶏もも肉……2枚（600g）
塩、粗びき黒こしょう……各適量
玉ねぎ……1/2個
にんにく……1かけ
グリーンオリーブ（種抜き）
……50g
白ワイン……150ml
水……150ml
ローズマリー……2枝
塩……小さじ1/2
粗びき黒こしょう……適量
オリーブオイル……大さじ1と1/2

1. 玉ねぎは薄切りにする。にんにくは粗みじん切りにする。鶏肉は余分な脂身を切り落とし、4等分にして塩、粗びき黒こしょうをふる。

2. フライパンにオリーブオイル（大さじ1）を強めの中火で熱し、鶏肉を皮面から入れて、こんがり焼き色がつくまで触らずに焼く。焼き色がついたら裏返し、裏面もさっと焼く。

3. 鍋にオリーブオイル（大さじ1/2）、にんにくを中火で熱し、香りが出てきたら玉ねぎを加えてしんなりするまで炒める。

4. 3に2を肉汁ごと加える。白ワインも加え、中火で30秒ほど煮立たせる。水、ローズマリーを加え、煮立ったらふたをして弱火で40分煮る。

5. ふたを取ってローズマリーを取り出し、塩とグリーンオリーブを加えて中火で5分煮る。粗びき黒こしょうで味を調える。器に盛り、好みで取り出したローズマリーを添える。

オリーブ

● 潤い補給
● 血流・血量改善

オリーブはのどによいとされており、体の水分を補い、乾きやすい肺の状態を整えるとされています。咳やのどのつかえなどが気になるときにも。

チーズを加えて本格的な味わいに

鶏とほうれん草の
クリームシチュー

材料（2〜3人分）

鶏もも肉……1枚（300g）
ほうれん草……1束
玉ねぎ……1/2個
白ワイン……大さじ2
水……400ml
塩……小さじ1/2
小麦粉……大さじ2
A ┌ 牛乳……200ml
　　└ 生クリーム……100ml
ピザ用チーズ……30g
オリーブオイル……大さじ1/2
バター……20g

1. 鍋に湯を沸かし、塩（適量・分量外）を加えてほうれん草を1分〜1分半ゆでる。冷水にとって水けをしっかりと絞り、5cm長さに切る。玉ねぎは薄切りにする。鶏肉は余分な脂身を切り落とし、8等分にする。

2. 鍋にオリーブオイルを中火で熱し、鶏肉を皮面から入れる。軽く焼き色がついたら返し、白ワインをふって30秒ほど煮立たせる。水を加え、煮立ったらふたをして弱火で40分煮る。

3. フライパンにバターを中火で熱し、玉ねぎ、塩を入れて炒める。しんなりしたら火を止めて小麦粉をふり入れ、粉っぽさがなくなるまでよく混ぜる。**2**のスープ（玉じゃくし2〜3杯分）を数回に分けて加え、均一になるまでその都度よく混ぜる。

4. **2**の鍋に、**3**、**A**を加えて中火にかけ、沸いたら2〜3分、とろみがつくまで肉がくずれないようにやさしく混ぜる。ほうれん草、ピザ用チーズを加え、チーズが溶けるまで加熱する。

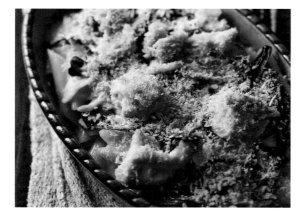

Arrange recipe

ペンネグラタン

［1人分］塩分1％の湯でペンネ（60g）を表示時間より1分ほど長めにゆで、オリーブオイル（小さじ1）をからめて耐熱容器に盛る。「鶏とほうれん草のクリームシチュー」（200g）をのせる。パン粉（大さじ2）をふって240℃のオーブンで6〜7分、またはオーブントースターで焼き色がつくまで焼く。

ほうれん草

● 潤い補給
● 血流・血量改善

ほうれん草は血を作り、体の潤いを保ちます。乾燥が気になる季節や、貧血、加齢に伴う体の内部の乾燥などを防ぐ強い味方になってくれます。

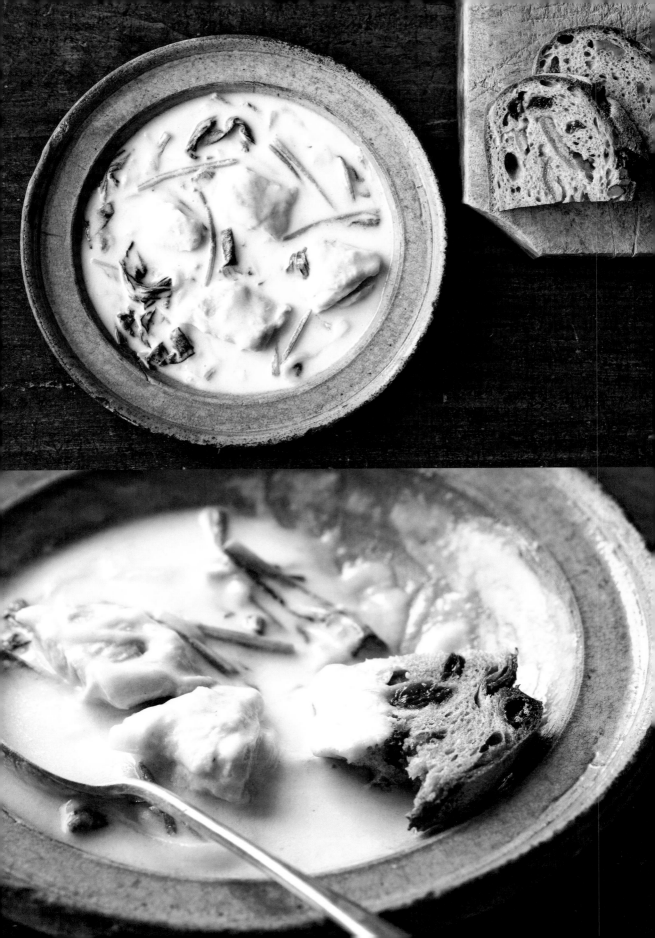

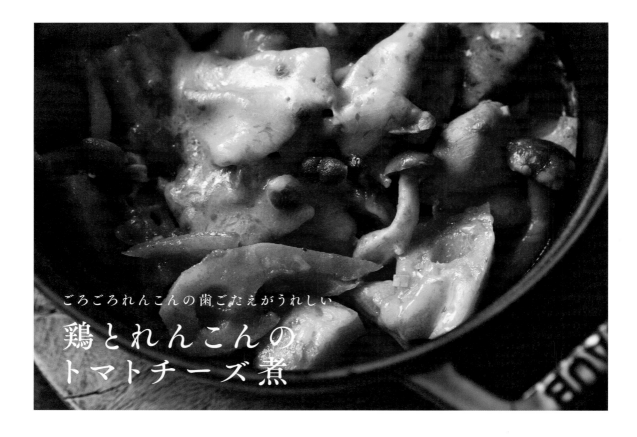

ごろごろれんこんの歯ごたえがうれしい

鶏とれんこんの
トマトチーズ煮

材料（2〜3人分）

鶏もも肉……1枚（300g）
塩、粗びき黒こしょう……各適量
れんこん……大1節（350g）
しめじ……1/2パック
にんにく……1かけ
トマト水煮缶（ホール）
……1/2缶（200g）
水……100ml
塩……小さじ1/2
ピザ用チーズ……50g
オリーブオイル……大さじ1

1. れんこんは乱切りにする。しめじは石づきを落としてほぐす。にんにくはみじん切りにする。鶏肉は余分な脂身を切り落とし、8等分にする。塩、粗びき黒こしょうをふる。トマト水煮はフォークでつぶす。

2. 鍋にオリーブオイルを熱し、鶏肉を皮面から入れて強めの中火で焼く。焼き色がついたら返し、れんこん、しめじ、にんにくを加えて炒め合わせる。油が回ったら、トマト水煮、水、塩（小さじ1/2）を加え、煮立ったらふたをして弱火で15分煮る。

3. ふたを取り、時折混ぜながら弱めの中火で10分煮る。ピザ用チーズを散らし、ふたをしてチーズが溶けるまで加熱する。

48
寒い日の乾燥には、乳製品のやさしい保湿力がぴったり

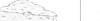

チーズ

● 潤い補給
● 消化力アップ

中医学では肺、皮膚、大腸はつながっているとされ、乾燥しやすい時季は大腸も乾き、お通じの調子が乱れることも。そんなときはチーズや牛乳など、油分の多い乳製品で保湿&滑りをよくすることが大切です。

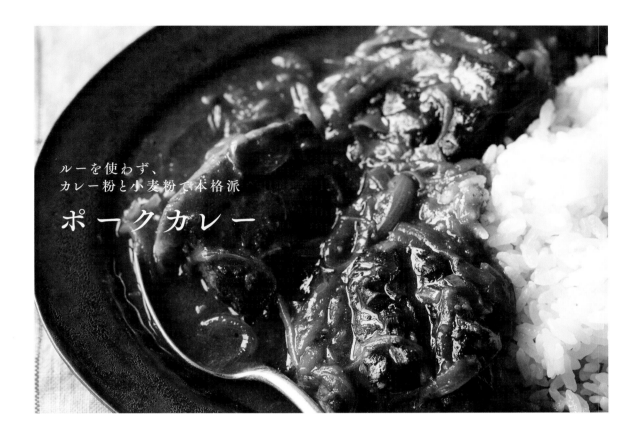

ルーを使わず、
カレー粉と小麦粉で本格派

ポークカレー

49

寒い日や食欲がない日には
スパイシーなカレーが一番！

材料（2〜3人分）

豚バラ塊肉……400g
塩、粗びき黒こしょう……各適量
玉ねぎ……2個（400g）
赤ワイン……200ml
水……400ml
ローリエ……1枚
A｜水……100ml
　｜しょうがのすりおろし
　｜……2かけ分
　｜にんにくのすりおろし
　｜……1かけ分
小麦粉……大さじ2
B｜カレー粉……小さじ4
　｜中濃ソース……大さじ1
　｜しょうゆ……大さじ1/2
　｜塩、オイスターソース
　｜……各小さじ1/2
サラダ油……大さじ2
ご飯……適量

1. 玉ねぎは薄切りにする。豚肉は2cm幅に切り、塩、粗びき黒こしょうをふる。

2. 鍋にサラダ油（大さじ1）を熱し、**1**の豚肉を強めの中火で焼く。両面焼き色がついたら、赤ワインを加えて中火で30秒ほど煮立て、へらで鍋底の焦げをこそげ取る。水、ローリエを加え、煮立ったらふたをして弱火で40分煮る。

3. フライパンにサラダ油（大さじ1）を熱し、玉ねぎを広げ、時折混ぜながら強めの中火で15分ほど炒める。焼き色がついてきたら**A**を加え、さらに中火で7〜8分、焦げないように混ぜながら飴色になるまで炒める。火を止めて小麦粉をふり入れ、粉っぽさがなくなるまでよく混ぜる。

4. **3**のフライパンに**2**の煮汁（玉じゃくし2〜3杯分）を数回に分けて加え、その都度よく混ぜる。均一になったら、**2**の鍋に加える。**B**を加えてよく混ぜ、煮立ったら弱火で5分煮る。ご飯とともに器に盛る。

カレー粉	
● 温める	カレー粉のベースとなるのが、ターメリック、コリアンダー、チリペッパーの3種類のスパイス。いずれも体を温める働きがあります。また、スパイスは香りでも食欲を増進させてくれます。

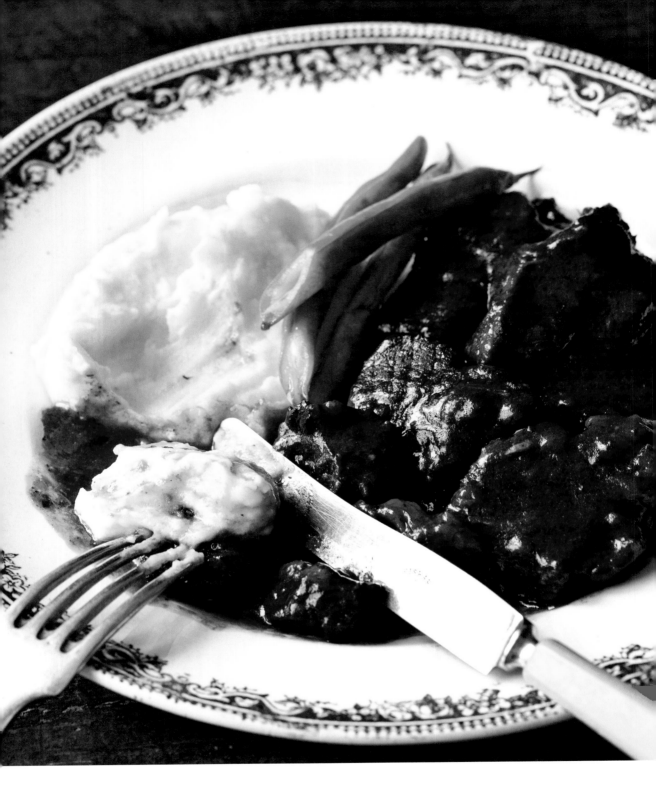

本格フレンチの定番を自宅で楽しむ

牛の赤ワイン煮

50

イライラが続くときには ワインでゆっくり煮込み料理を

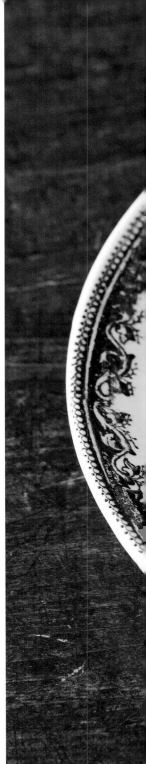

材料（2〜3人分）

牛すね肉……500g
玉ねぎ……1/2個
にんにく……1かけ
セロリ……1/2本
にんじん……1/2本
ローリエ……1枚
赤ワイン……500ml
小麦粉……大さじ2

A ┤ トマトペースト……18g
　　中濃ソース……小さじ1
　　塩……小さじ3/4
　　砂糖……小さじ1/2
オリーブオイル……大さじ1

［つけ合わせ］
マッシュポテト（レシピは下記参照）、
さやいんげんの塩ゆで……各適量

1. 玉ねぎ、にんにくは薄切りにする。セロリは斜め薄切りにする。にんじんは薄い半月切りにする。牛肉は5〜6cm大に切る。

2. ジッパー付き保存袋に1、ローリエ、赤ワインを入れてよくもむ。空気を抜いて密閉し、冷蔵庫でひと晩漬ける。

3. 2をざるでこす。こした漬け汁は鍋に入れて強火で煮立て、アクを取る。取り出した具を野菜、ローリエ、牛肉に分け、牛肉はキッチンペーパーで水けをよくふき取り、塩、粗びき黒こしょう（各適量・分量外）、小麦粉（大さじ1）をまぶす。

4. フライパンにオリーブオイルを熱して3の牛肉を入れ、両面焼き色がつくまで焼いて取り出す。同じフライパンに野菜を入れて中火で炒め、しんなりしたら火を止めて、小麦粉（大さじ1）をふり入れる。粉っぽさがなくなるまでよく混ぜる。3の漬け汁（玉じゃくし1杯分）を加えてよく混ぜる。

5. 火を止めたまま、3の鍋に4の野菜を入れてよく混ぜ、3のローリエと4の牛肉を加える。Aを加え、火にかけて煮立ったらふたをし、弱火で80〜90分、牛肉に竹串がすっと通るまで煮る（60分を過ぎたら、鍋底が焦げないように時折混ぜる）。

6. 牛肉を取り出し、残りをざるにあげて野菜を押して絞り、ソースをこす。肉とソースを器に盛る。好みでつけ合わせを添える。

Side recipe マッシュポテト

じゃがいも（1個）はひと口大に切ってゆで、やわらかくなったら水けをきってつぶす。小鍋に、つぶしたじゃがいもと生クリーム（大さじ2）、牛乳（大さじ1）、バター（10g）を合わせ、ぽってりするまで練りながら弱火で加熱する。塩で味を調え、裏ごしする。

ワイン
● 温める
● 精神安定

ワインは、「気」の巡りを整え、精神を安定させるとされています。「気」の巡りは、乱れると上へ上へと昇りやすくなり、イライラしたり怒りっぽくなってしまいます。

じっくりと煮込んだ牛すじは
貧血気味の人におすすめ

とろとろの食感は、おつまみにも最適

牛すじ煮込み

材料（2～3人分）

牛すじ肉……300g
大根……300g
にんじん……1/3本
こんにゃく……1/2枚
長ねぎの青い部分……1本分
しょうがの薄切り……3枚
水……1.2L
酒……50ml
A｜酒、しょうゆ、みそ、みりん
　｜……各大さじ2
　｜砂糖……小さじ2
長ねぎの小口切り、
七味とうがらし（好みで）
……各適量

1. 大根は1cm厚さのいちょう切りにする。にんじんは1cm厚さの半月切りにする。こんにゃくは食べやすい大きさの短冊切りにする。鍋に湯を沸かし、こんにゃくをさっとゆでてざるにあげ、水けをきる。

2. 鍋にたっぷりの湯を沸かし、牛すじ肉を入れて3分ほどゆでる。アクが出てきたらざるにあげて冷水にとり、表面のアクや脂を洗う。4cm長さの食べやすい大きさに切る。

3. 鍋に水を入れ、牛すじ、長ねぎ、しょうが、酒を入れる。煮立ったらふたをして弱火で90分、竹串がすっと通るまで煮る。長ねぎとしょうがを除き、牛すじとゆで汁に分けておく。

4. 別の鍋に牛すじ、大根、にんじん、こんにゃく、**3**のゆで汁（600ml）、**A**を入れて火にかけ、煮立ったら落としぶたをして弱火で20分煮る。落としぶたを取り、弱めの中火で時折混ぜながら20分煮る。器に盛り、好みで長ねぎや七味とうがらしをふる。

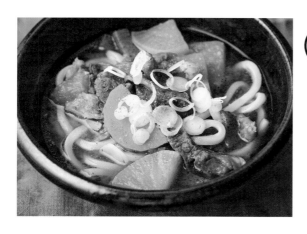

Arrange recipe

煮込みうどん

[1人分]「牛すじ煮込み」の煮汁と具（各150g）を鍋に合わせ、電子レンジで解凍した冷凍うどん（1玉）を加えて中火で1分ほど煮る。器に盛り、好みで長ねぎの小口切りや七味とうがらしをふる。

牛肉
● エネルギー補給
● 血流・血量改善

肉類はいずれも共通して元気の素となり、免疫や体温、生命活動の維持に必要な力である「気」を作るものとされています。牛肉は中でも造血作用に働き、貧血が気になる人におすすめです。

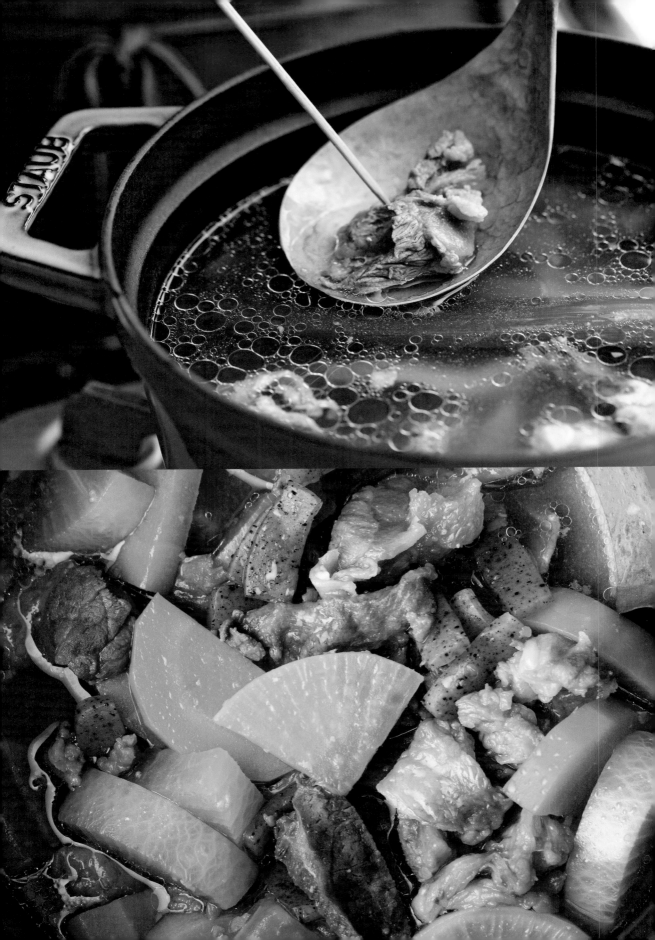

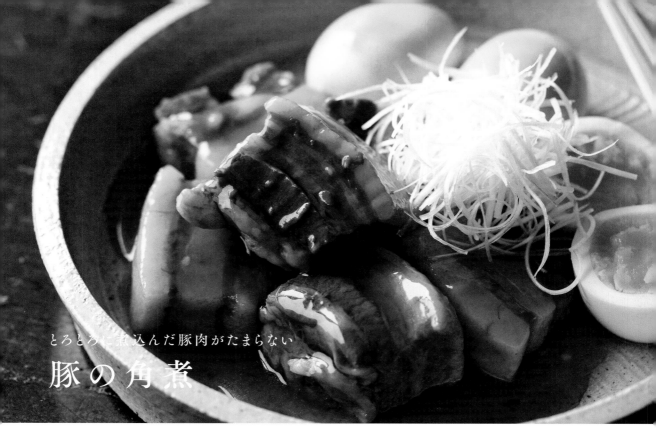

とろとろに煮込んだ豚肉がたまらない

豚の角煮

材料（2〜3人分）

豚バラ塊肉……400g
長ねぎの白い部分……10cm
長ねぎの青い部分……1本分
しょうがの薄切り……3枚
ゆで卵……3個

A
　酒……100ml
　しょうゆ、砂糖
　……各大さじ1と1/2
　みりん……大さじ1

B
　みりん……大さじ1
　しょうゆ……大さじ1/2

片栗粉
……大さじ1/2（同量の水で溶く）

1. 長ねぎの白い部分は長さを半分にして芯を除き、白髪ねぎにする。5分ほど水にさらしてキッチンペーパーにとり、軽く絞って水けをきる。

2. 鍋に豚肉、しょうが、長ねぎの青い部分を入れ、かぶるくらいの水を入れる。煮立ったらアクを取り、落としぶたをしてふつふつ沸くくらいの火加減（弱火または弱めの中火）で80〜90分ゆでる（豚肉が水面から出るようなら、途中水を足す）。豚肉を冷水にとって洗い、6等分にする。ゆで汁は400mlをとっておく（ここで上澄みの脂を除いておくと、よりあっさりと仕上がる）。

3. 別の鍋に豚肉、**2**のゆで汁、**A**を入れ、沸いたら落としぶたをして弱火で30分煮る。落としぶたを取って**B**を加え、弱火でさらに30分煮る。ゆで卵を加え、弱めの中火で3分ほど煮る。

4. 火を止めて豚肉、ゆで卵を取り出し、水溶き片栗粉を加える。混ぜながら強火にかけ、1分ほど煮詰めてとろみをつける。豚肉を戻し入れて煮汁をからめ、器に盛ってゆで卵、**1**の白髪ねぎを添える。

52

最近、疲れがとれにくいと感じたら煮込んだ豚肉でエネルギー補給

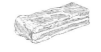

豚肉
● エネルギー補給
● 潤い補給

豚肉をはじめ、肉類は「気」を補うとされています。「気」というのは、体が生命活動を行うために必要な力の源となるもの。免疫や、消化の力、体温を保つことなどの機能を担っています。

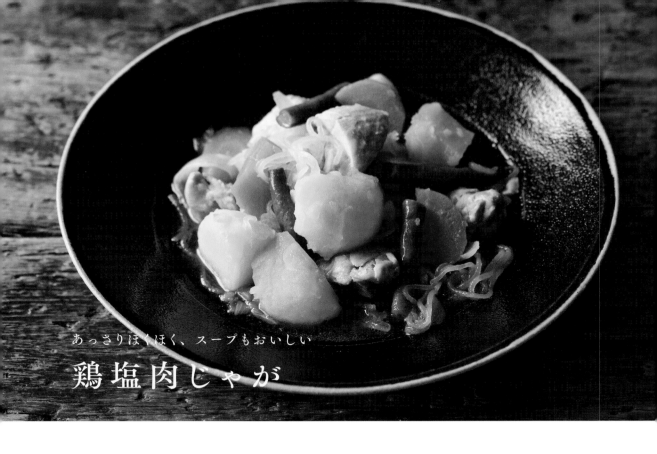

あっさりほくほく、スープもおいしい

鶏塩肉じゃが

53

冷え性の人には、体を温めてくれる鶏肉で作る肉じゃががおすすめ

材料（2〜3人分）

鶏もも肉……1枚（300g）
じゃがいも……2個
玉ねぎ……1/2個
にんじん……1/2本
さやいんげん……8本
しらたき……100g
だし汁……300ml

A
| 酒、みりん……各大さじ2
| 薄口しょうゆ……大さじ1
| 砂糖……大さじ1/2
| 塩……小さじ1/4

塩……小さじ1/4
ごま油……大さじ1

1. じゃがいもは皮をむき、8等分にする。玉ねぎは8等分のくし形切りにする。にんじんはひと口大の乱切りにする。さやいんげんはヘタを落とし、長さを3等分にする。しらたきは熱湯でさっとゆでてざるにあげ、水けをきり、食べやすい長さに切る。鶏肉は皮と余分な脂身を切り落とし、食べやすい大きさに切る。

2. 鍋にごま油を強めの中火で熱し、じゃがいも、玉ねぎ、にんじん、しらたきを炒める。じゃがいもの表面が透き通ってきたら鶏肉を加えて炒める。鶏肉の色が8割ほど変わったら、だし汁を加えて強火にかける。煮立ったらアクを取り、**A**を加える。再び煮立ったら落としぶたをし、弱めの中火で8分煮る。

3. 落としぶたを取り、塩を加える。そのまま弱めの中火で時折混ぜながら3〜4分煮る。さやいんげんを加え、中火で7〜8分、じゃがいものまわりがくずれ始め、いんげんがやわらかくなるまで煮る。

鶏肉

● 温める
● エネルギー補給

鶏肉は、牛、豚、鶏の肉類で唯一体を温める「温性」という性質を持つとされています。また、「気」が不足しているとさらに冷えを呼ぶので、エネルギー補給もできる鶏肉は一石二鳥です。

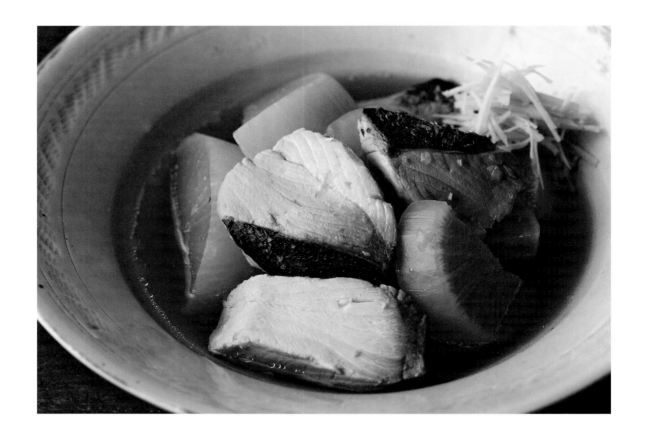

じっくり煮込んで、ご飯が進む甘辛味

ぶり大根

54

思考力の低下を感じたら ぶりを食べて、血を補うのが効果的

材料（2〜3人分）

ぶり……3切れ（250g）
大根……1/2本（600g）
しょうがの薄切り……5枚
米のとぎ汁……適量
A
　水……300ml
　酒……50ml
　しょうゆ……大さじ2と1/2
　砂糖、みりん……各大さじ2
しょうがのせん切り……適量

1. 大根は1.5cm幅の半月切りにする。鍋に入れ、かぶるくらいの米のとぎ汁を注ぎ（水と米大さじ1でも代用可）、強火で沸かす。沸いたら落としぶたをして、弱めの中火で20分ほど、竹串がすっと通るまでゆでる（途中大根が水面から出てくるようなら水を足す）。ざるにあげ、さっと洗って水けをきる。

2. ぶりは3等分に切る。熱湯をかけて冷水にとり、やさしく表面を洗う。キッチンペーパーで水けをふき取る。

3. 鍋に**1**を入れて**2**をのせ、しょうがの薄切り、**A**を加えて強火にかける。煮立ったらアクを取って落としぶたをし、弱めの中火で5分煮る。落としぶたを取り、弱めの中火で時折鍋をゆすりながら15分煮る。器に盛り、しょうがのせん切りを添える。

ぶり
● エネルギー補給
● 血流・血量改善

ぶりは血を作り、体にパワーを補給します。疲労・倦怠感や、体力の低下を感じるとき、また血の不足により思考力が安定しなかったり、肌つやがなく血色のよくないときなどには、ぶりを食べましょう。

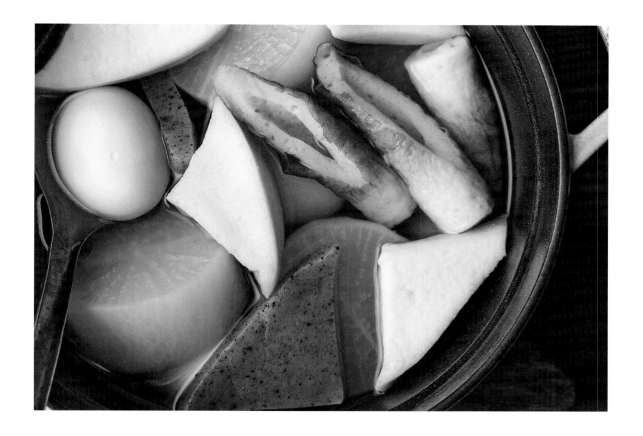

一度冷ますと、いっそうおいしい

55 塩おでん

立ちくらみなどの貧血症状に
ほくほく卵で血液補給を

材料（2〜3人分）

大根……1/2本（600g）
ちくわ……2本
はんぺん……1/2枚
こんにゃく……1/2枚
ゆで卵……3個

A
だし汁……800ml
酒……大さじ2
みりん……大さじ1
塩……小さじ1と1/2

ゆずこしょう（好みで）……適量

1. 大根は2.5〜3cm厚さに切り、片側断面に浅く十字の切り込みを入れる。鍋に大根とかぶるくらいの水を入れて沸かし、落としぶたをして弱めの中火で20〜30分ほど、竹串がすっと通るまでゆでる（途中大根が水面から出てくるようなら水を足す）。ざるにあげて水けをきる。

2. ちくわは斜め半分に切る。はんぺんは4等分の三角形に切る。こんにゃくは斜め半分に切り、厚さを半分に切る。鍋に湯を沸かしてこんにゃくをさっとゆで、ざるにあげて水けをきる。

3. 鍋に大根、ちくわ、こんにゃく、**A**を入れ、煮立ったらふたをして弱火で20分煮る。はんぺん、ゆで卵を加え、ふたをしてさらに弱火で5分煮る。好みでゆずこしょうをつけて食べる。

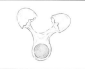

卵

● 血流・血量改善
● 潤い補給

卵は「血」を作り、体を乾燥から守る食材とされています。立ちくらみや、顔や唇が青白いなどは「血」が不足しているサイン。貧血気味だなと思ったら、意識的に取り入れてみてください。

上品な味と色合いで、おもてなしにも

ふろふき大根
梅みそがけ

材料（2〜3人分）

大根……1/2本（600g）
昆布……5cm角
米のとぎ汁……適量

［梅みそ］
梅干し……1個
みそ、みりん……各大さじ2
酒……大さじ1
砂糖……大さじ1/2

1. 大根は3cm厚さに切り、片側断面に浅く十字の切り込みを入れる。梅干しは種を除いてたたく。

2. 鍋に大根、昆布を入れ、大根がかぶるくらいの米のとぎ汁を加える（水と米大さじ1でも代用可）。強火にかけ、煮立ったら落としぶたをしてふつふつ沸くくらいの火加減（弱火または弱めの中火）で75〜90分、大根に竹串がすっと通るまで煮る（大根が水面から出るようなら、途中水を足す）。

3. 小鍋に梅みその材料を合わせ、中火にかける。とろみがつくまで加熱しながら練る。器に**2**の大根を盛り、梅みそをかける。

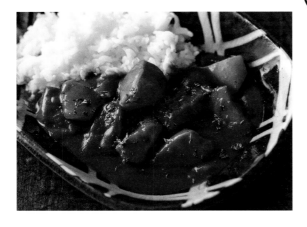

Arrange recipe

大根カレー

[1人分]フレークタイプのカレールー（50g）に大根のゆで汁（180ml）を加える。よく混ぜて溶けたら、「ふろふき大根」（1切れ）を加えて玉じゃくしで軽くくずす。中火にかけ、とろみがつくまで加熱する。ご飯とともに器に盛り、好みでパセリのみじん切りを散らす。

大根

- 消化力アップ
- 水分代謝

消化の力が弱まると、水を巡環させる力も弱まり、体にたまった余分な水分が痰へと変わります。大根は種が消化不良に効く生薬としても使われているほど。お正月後の「春の七草」に含まれるのも納得です。

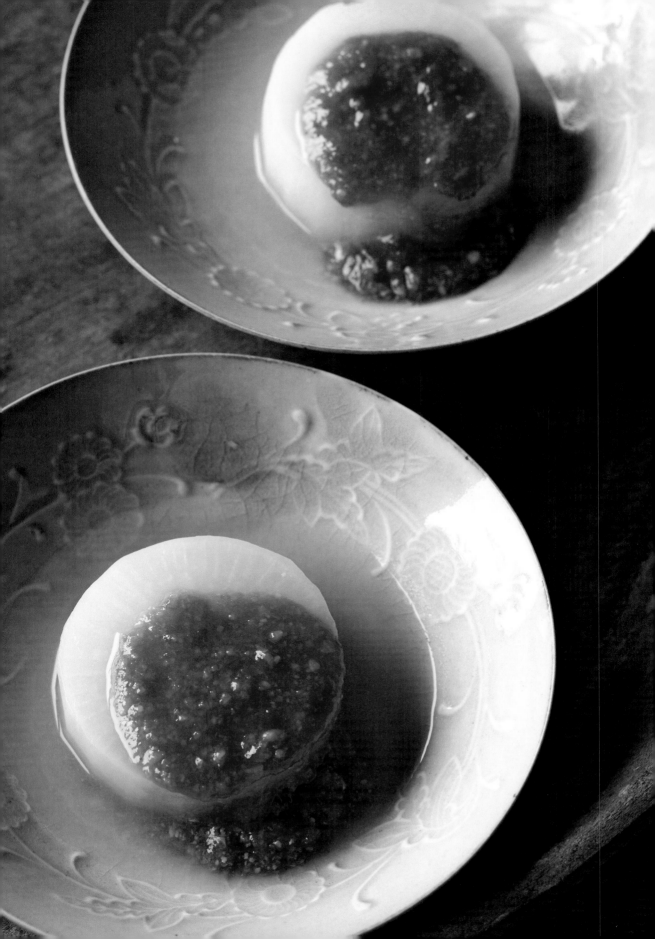

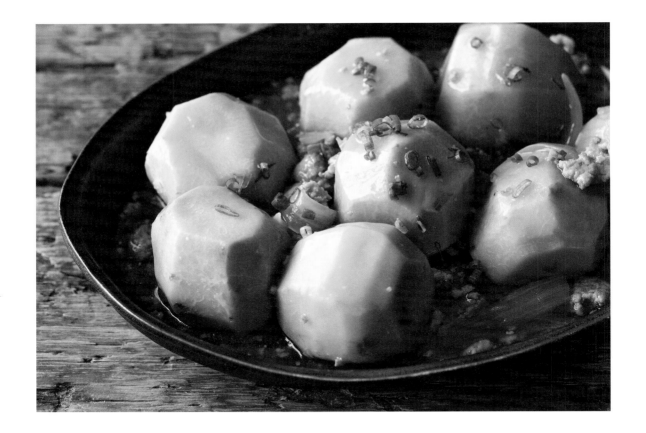

里いもは煮くずれしにくいのも魅力

里いものそぼろ煮

57

材料（2～3人分）

豚ひき肉……100g
里いも……大8個（600g）
玉ねぎ……1/2個

A
| だし汁……300ml
| しょうゆ……大さじ1と1/2
| 酒、みりん……各大さじ1
| みそ……大さじ1/2
| 砂糖……小さじ1

片栗粉……大さじ1（同量の水で溶く）
ごま油……大さじ1/2
細ねぎの小口切り……適量

1. 玉ねぎは8等分のくし形切りにする。里いもは皮を
むき、大きいものは半分に切る。

2. 鍋にごま油を熱し、豚ひき肉、玉ねぎを炒める。
玉ねぎがしんなりしたら里いも、**A**を加える。煮
立ったらふたをし、弱火で20分煮る。ふたを取
り、中火で時折混ぜながら10分煮る。

3. 火を止めて、水溶き片栗粉を回し入れる。全体を
混ぜて片栗粉がなじんだら再び火をつけ、混ぜな
がら中火で1分ほど煮立ててとろみをつける。器
に盛り、細ねぎを散らす。

里いもは、腸のすべりをよくして
お通じを改善してくれます

里いも

○ 消化力アップ
● 水分代謝

里いもはおなかの調子を整え、お通じを改善します。
中医学では便秘にもさまざまなタイプがあるとされま
すが、いずれも腸のすべりをよくすることが大切。里
いものほか、オクラや納豆、ごまもおすすめ。

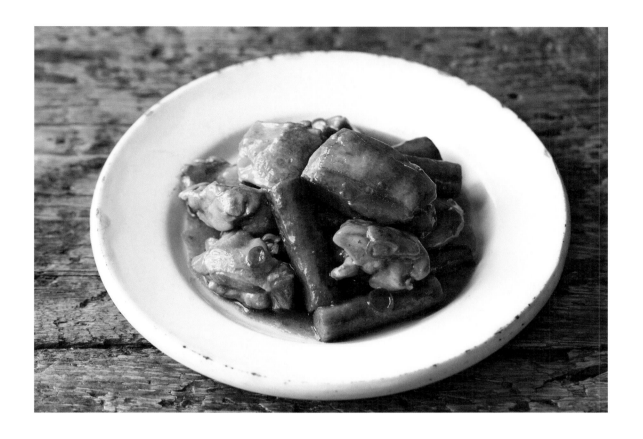

58

ごぼうの食感と甘辛味がやみつきに

鶏ごぼうの甘辛煮

ごぼうは、お通じ改善のほかアンチエイジングにもおすすめ

材料（2〜3人分）

鶏もも肉……1枚（300g）
ごぼう……200g
　にんにくのすりおろし
　……小さじ1/4
　水……100ml
　しょうゆ……大さじ1と1/2
A 酒、みりん……各大さじ1
　砂糖……小さじ2
　酢……小さじ1
　赤とうがらしの小口切り
　……1本分
片栗粉……小さじ1（同量の水で溶く）
ごま油……大さじ1

1. ごぼうは皮をこそげて5cm長さに切り、太いものはさらに縦半分に切る。鶏肉は余分な脂身を切り落とし、食べやすい大きさに切る。

2. フライパンにごま油を熱し、鶏肉を皮面から入れる。空いているところにごぼうを加え、中火で5分焼く。**A**を加え、ふたをして弱火で12〜13分煮る。

3. ふたを取り、弱めの中火で5分煮詰める。一度火を止め、水溶き片栗粉を加えてすばやく混ぜる。強めの中火で煮立て、混ぜながら30秒ほど加熱する。

ごぼう
● 消化力アップ
● アンチエイジング

ごぼうはお通じの改善にイチ押しの食材。また、薬膳では黒い食材がアンチエイジング食材とされており、ごぼうもそのひとつ。ポリフェノールを豊富に含むため、空気に触れると黒くなるという特徴があります。

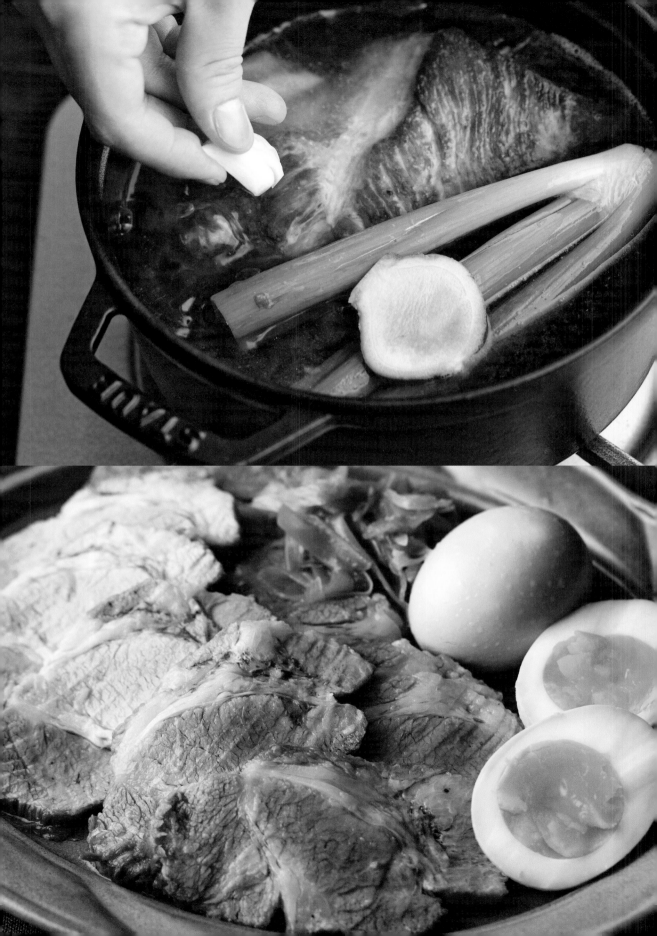

寒い季節の免疫力低下対策に
長ねぎを1本全部使った煮込み料理を

ゆっくり煮込んでしっとり仕上げる

煮豚

材料（2〜3人分）

豚ロース塊肉……400g
塩……適量
長ねぎ……1本
ゆで卵……2個
酒……100ml
水……500ml
A ┃ しょうがの薄切り……3枚
　 ┃ にんにく……1かけ
B ┃ しょうゆ……大さじ3
　 ┃ 砂糖……大さじ2
サラダ油……大さじ1/2

1. 長ねぎは青い部分と白い部分に分け、白い部分は1cm幅の斜め切りにする。にんにくは包丁の腹でつぶす。 豚肉は塩をふる。フライパンにサラダ油を熱し、強めの中火で豚肉を焼き、全面に焼き色をつける。

2. 豚肉がちょうど入るサイズの鍋に豚肉、酒、水を入れて煮立て、アクを取る。長ねぎの青い部分とAを加え、煮立ったらふたをして弱火で15分煮る。豚肉を返してさらに15分煮たら、長ねぎとAは取り出す。

3. 2の鍋に1の長ねぎの白い部分、Bを加え、煮立ったら弱めの中火で時折返しながら30分煮る。ゆで卵を加えてさらに3分ほど煮る。豚肉を取り出して薄切りにする。器に盛り、煮汁をかける。

チャーシュー丼

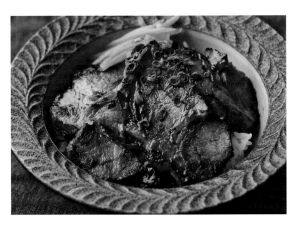

Arrange recipe

[1人分]「煮豚」の薄切り（3〜4枚）を煮汁にくぐらせ、フライパンにごま油（小さじ1/2）を熱して片面に焼き色がつくまで強めの中火で焼いてチャーシューにする。丼にご飯、ちぎった焼きのり、チャーシューをのせる。フライパンで煮汁（大さじ3）を照りがでるまで煮詰め、チャーシューにかける。好みで紅しょうがを添え、細ねぎの小口切りを散らす。

長ねぎ

● 免疫力アップ
● 温める

寒いときに体がぎゅっと縮こまるように、体の中も冷え固まるので、冷えは体内のあらゆる巡りを滞らせます。慢性的な冷え性の人、冷えると足腰、関節などが痛くなりやすい人は、長ねぎで体を温めて。

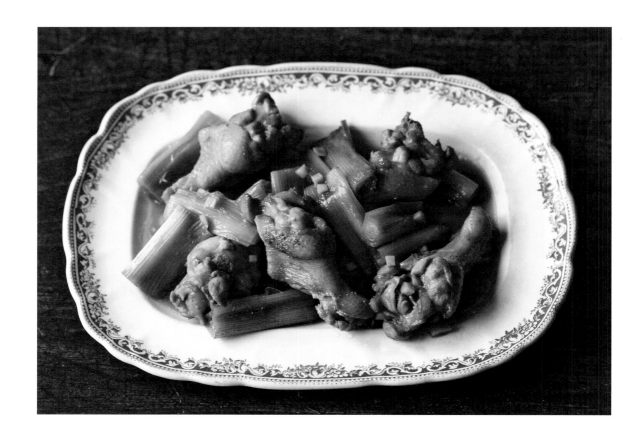

黒酢のほどよい酸味が鶏肉と相性抜群

手羽元とねぎの黒酢煮

風邪の引き始めかなと思ったら
長ねぎをことこと煮込んだ黒酢煮を

材料（2〜3人分）

鶏手羽元……8本
長ねぎ……2本
にんにく……1かけ

A
| 水 ……200ml |
| 酒……100ml |
| 黒酢……大さじ3 |
| 砂糖、しょうゆ |
| ……各大さじ2 |

サラダ油……大さじ1/2

1. 長ねぎは長さを8等分にする。にんにくは粗みじん切りにする。手羽元は骨に沿って2か所切り込みを入れる。

2. フライパンにサラダ油とにんにくを中火で熱し、香りが出たら手羽元と長ねぎを入れて焼く。焼き色がついたらAを加え、煮立ったら落としぶたをして、時折返しながら弱めの中火で20分煮る。

3. 落としぶたを取り、弱めの中火で8分煮詰める。

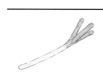

長ねぎ

● 温める
● 免疫力アップ

実は長ねぎの白い部分は、冷えからくる風邪の生薬としても使用されている食材。よく食べる身近な食材も、実は生薬だったということがあります。寒いときの風邪予防や、ぞくっとしたときにはぜひ長ねぎを。

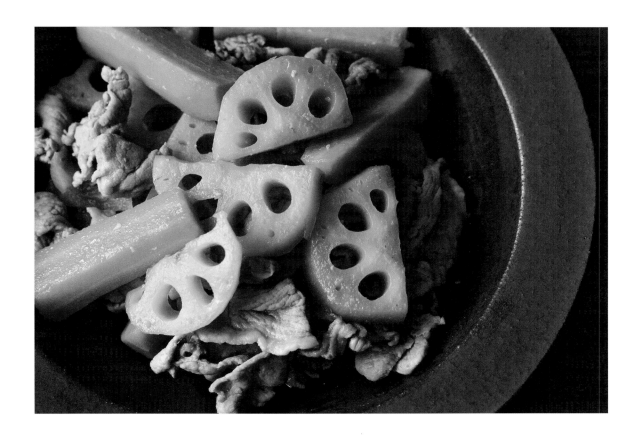

やさしい味付けで根菜の食感を楽しむ

61

豚と根菜の甘酢煮

たくさんれんこんを食べて足腰のエネルギーをキープ

材料（2〜3人分）

豚こま切れ肉……200g
れんこん……1節（200g）
にんじん……1本
にんにく…… 1かけ
水……200ml
酒……大さじ1
A しょうゆ……大さじ1と1/2
砂糖、酢……各大さじ1
ごま油……大さじ1

1. れんこんは1cm幅の半月切りにする。にんじんは長さを半分にし、上半分は縦6つ割り、下半分は4つ割りにする。にんにくは包丁の腹でつぶす。豚肉は食べやすい大きさに切る。

2. 鍋にごま油、にんにくを熱し、豚肉を炒める。半分ほど色が変わったら、水、酒を加え、煮立ったらアクを取る。

3. にんじん、れんこん、**A**を加えて煮立ったらふたをして、途中1〜2回混ぜながら弱火で15分煮る。ふたを取り、強火で汁けがほとんどなくなるまで、混ぜながら13〜15分ほど煮詰める。

れんこん

● **アンチエイジング**

れんこんは五臓すべてを健やかに整え、中でも特にアンチエイジングのために重要な「腎」を強めてくれるものです。足腰の弱まりを感じる人にもおすすめの食材です。

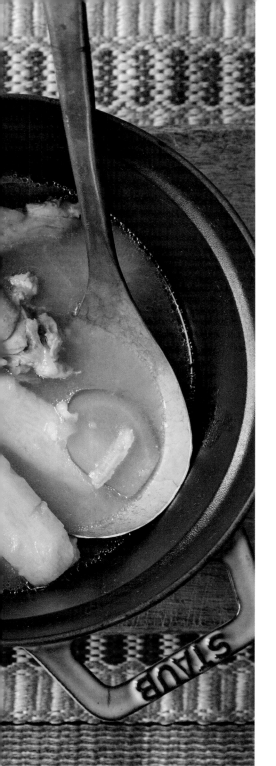

乾燥で肌のハリ感が気になってきたら 長いもで内側から潤い補給を

材料（2～3人分）

鶏手羽元……8本
長いも……200g
長ねぎ……1本

A｜ にんにく……1かけ
　｜ しょうがの薄切り……5枚
　｜ 米……大さじ1
　｜ 塩……小さじ1/2

水……600ml
酒……100ml
塩、粗びき黒こしょう……各適量

1. 長ねぎは白い部分の半分を小口切り、残り半分をみじん切りにする。青い部分はとっておく。長いもは8つ割りにする。にんにくは包丁の腹でつぶす。手羽元は骨に沿って2か所切り込みを入れる。

2. 鍋に手羽元、水、酒を入れて煮立て、アクが出たら取り除く。A、長ねぎの青い部分と、白い部分のみじん切りを加え、煮立ったらふたをして弱火で30分煮込む。

3. 長ねぎの青い部分を取り除いて長いもを加え、ふたをして弱火で10分煮る。塩で味を調えて器に盛り、1の長ねぎの小口切りをのせ、粗びき黒こしょうをふる。

Arrange recipe

鶏の卵雑炊

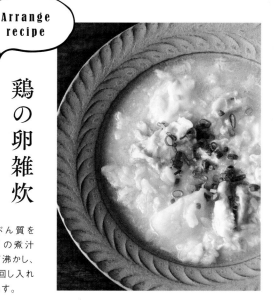

[1人分] ご飯（70g）はざるに入れて表面のでんぷん質を洗い、水けをきる。「手羽元と長いものサムゲタン風」の煮汁（200g）、具（150g・鶏肉は骨を除く）を小鍋に入れて沸かし、ご飯を加え、煮立ったら強火にして溶き卵（1個分）を回し入れる。塩で味を調え、器に盛って細ねぎの小口切りを散らす。

90

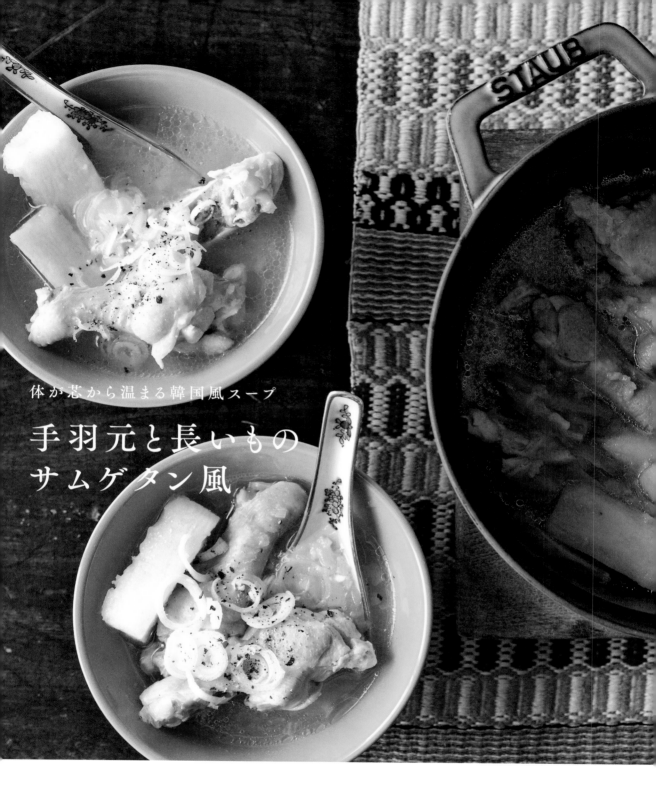

体が芯から温まる韓国風スープ

手羽元と長いもの
サムゲタン風

長いも	
● 潤い補給	
● アンチエイジング	乾燥は外気によるものだけでなく、体の内部でも起きます。すると、肌にハリがなくなったり、睡眠が浅くなったりと、加齢に伴う症状が出ることに。体を内から潤わせることがアンチエイジングにもつながります。

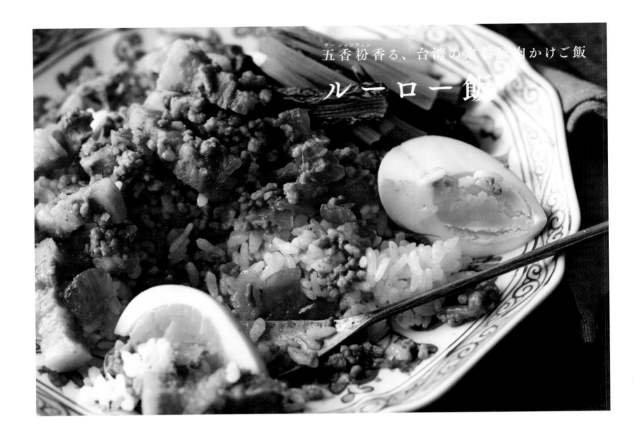
五香粉香る、台湾の定番豚肉かけご飯
ルーロー飯

材料（2〜3人分）

豚バラ塊肉……250g
豚ひき肉……100g
玉ねぎ……1/2個
しょうが……1かけ
にんにく……1かけ
ゆで卵……2個
A｜酒、水……各100ml
　｜しょうゆ……大さじ2
　｜砂糖……大さじ1
B｜黒酢
　｜……大さじ1/2（なければ酢でも可）
五香粉……小さじ1/2〜1
ごま油……小さじ2
ご飯……適量
小松菜の塩ゆで（好みで）
……適量

1. 玉ねぎは1cm大に切る。にんにく、しょうがはみじん切りにする。

2. 豚バラ塊肉はかぶるくらいの水とともに鍋に入れて強火にかける。煮立ったらアクを取り、弱めの中火で15分ゆでる。ざるにあげてあら熱をとり、1cm角の棒状に切る。

3. 鍋にごま油を熱し、玉ねぎ、にんにく、しょうがを中火で炒める。玉ねぎが透き通ってきたら2、豚ひき肉、Aを加えて30秒ほど煮立たせる。Bを加え、煮立ったらふたをして弱火で時折混ぜながら25分煮る。ゆで卵、五香粉を加えて中火で時折混ぜながら5分煮る。

4. 器にご飯を盛って、ゆで卵以外の3をのせ、半分に切ったゆで卵、好みで小松菜の塩ゆでを添える。

63

眠りの浅さが気になってきたら
豚肉でアンチエイジングを

豚肉

● アンチエイジング
● 潤い補給

豚肉は、性ホルモンや老化、生命力を司るとされる「腎」を強める食材です。加齢に伴う水分の不足（しわや肌の乾燥、眠りが浅くなるなど）や、虚弱体質の人にもおすすめの食材です。

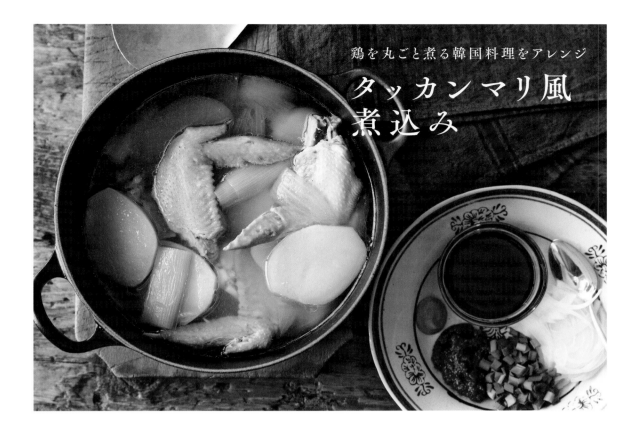

鶏を丸ごと煮る韓国料理をアレンジ

タッカンマリ風煮込み

64

疲れやすくてやる気が出ないなど
エネルギー不足はじゃがいもで解消

材料（2〜3人分）

鶏手羽先……8本
じゃがいも……2個
長ねぎ……1本
玉ねぎ……1/2個
しょうがの薄切り……3枚
にんにく……2かけ
酒……100ml
水……800ml
塩……小さじ1

[トッピング]
にら（5mm幅に切る）、
玉ねぎの薄切り、酢じょうゆ
練りからし……各適量
タデギ風辛みそ（韓国の味付けみそ）
　┌ コチュジャン、みそ
　│ ……各大さじ1/2
　│ にんにくのすりおろし、
　└ 一味とうがらし……各少々

1. じゃがいもは1.5cm幅の輪切りにし、5分ほど水にさらして水けをきる。長ねぎは青い部分はとっておき、白い部分は5cm長さに切る。玉ねぎは4等分のくし形切りにする。にんにくは包丁の腹でつぶす。手羽先は骨に沿って2か所に切り込みを入れる。

2. 鍋に手羽先、水、酒を入れて煮立て、アクを取る。にんにく、しょうが、玉ねぎ、長ねぎの青い部分、塩を加える。煮立ったらふたをして弱火で20分煮る。

3. 長ねぎの青い部分を取り除き、長ねぎの白い部分、じゃがいもを加え、煮立ったらふたをして弱火で5〜6分、じゃがいもがやわらかくなるまで煮る。塩、こしょう（各適量・分量外）で味を調える。器に取り、好みのトッピングとともにいただく。

じゃがいも

● 消化力アップ
● エネルギー補給

じゃがいもをはじめとするいも類は、薬膳では「補気（ほき）」食材といいエネルギーを補給してくれます。肉類なども強力な補気食材ですが、脂肪がないいも類は消化力が弱い人にも食べやすい食材です。

薬膳の効能別インデックス

効能について詳しくは『「薬膳」のこと』(P.08)、または各レシピページの食材の説明をご覧ください。

Staff

装丁・デザイン	近藤みどり
編集	櫻田浩子
撮影	よねくらりょう
スタイリング	宮嵜夕霞
イラスト	酒井真織
調理アシスタント	沓澤佐紀
スタイリングアシスタント	横井翠
校正	草樹社
撮影協力	UTUWA（03-6447-0070）

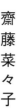

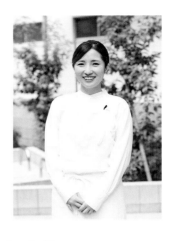

齋藤菜々子

Nanako Saito

飲食店経営の両親の元に育ち、大学卒業後一般企業に就職。忙しい日々の中で食事が心身の充実につながることを実感し、料理の道を志す。料理家のアシスタントを務めながら日本中医食養学会・日本中医学院にて中医学を学び、国際中医薬膳師資格を取得。「今日からできるおうち薬膳」をモットーに、身近な食材のみを使った作りやすいレシピにこだわり、家庭で毎日実践できる薬膳を提案している。書籍・雑誌・web・企業へのレシピ提供、イベント出演など多方面で活動。著書に「基本調味料で作る体にいいスープ」「基本調味料で作る体にいい作りおき」（ともに主婦と生活社）がある。2021年、「基本調味料で作る体にいいスープ」が第8回料理レシピ本大賞で料理部門「入賞」「プロの選んだレシピ賞」のW受賞を果たした。

［公式ホームページ］
https://nanakoyakuzen.amebaownd.com/
［インスタグラム］
@ nanako.yakuzen

体にいい
煮込みおかず
主菜になるシンプルレシピ

2021年12月14日　第1刷発行

発行人	松井謙介
編集人	長崎有
発行所	株式会社　ワン・パブリッシング
	〒110-0005　東京都台東区上野3-24-6
印刷所	大日本印刷株式会社

編集長	広田美奈子
企画編集	柏倉友弥

●この本に関する各種お問い合わせ先
本の内容については、下記サイトのお問い合わせフォームよりお願いします。
https://one-publishing.co.jp/contact/
不良品（落丁、乱丁）については　Tel 0570-092555
業務センター　〒354-0045 埼玉県入間郡三芳町上富279-1
在庫・注文については書店専用受注センター　Tel 0570-000346

ワン・パブリッシングの書籍・雑誌についての新刊情報・詳細情報 は、下記をご覧ください。
https://one-publishing.co.jp/